Was ist los mit meinem Kind?

urania

Sabine Pauli · Andrea Kisch

Was ist los mit meinem Kind?

Bewegungsauffälligkeiten bei Kindern

Über die Autorinnen: *Sabine Pauli* und *Andrea Kisch* sind Ergotherapeutinnen mit eigener Praxis in Ravensburg. Andrea Kisch ist zudem ausgebildete Linkshänderberaterin nach Dr. Barbara Sattler. Beide Autorinnen arbeiten mit entwicklungsverzögerten, bewegungs- und wahrnehmungsgestörten Kindern in Diagnostik und Therapie. Seit ihrem Kontaktstudium der Erwachsenenbildung halten sie bundesweit Seminare für Ergotherapeut/innen sowie für Erzieher/innen, Lehrer/innen und Elterngruppen. Gemeinsam haben sie mehrere Fachbücher und Elternratgeber veröffentlicht.

Bibliografische Information der Deutschen Bibliothek
Die Deutsche Bibliothek verzeichnet diese Publikation in
der Deutschen Nationalbibliografie; detaillierte bibliografische Daten sind im
Internet über http://dnb.ddb.de abrufbar.

Urania Verlag
in der
Verlagsgruppe Dornier GmbH
Postfach 80 06 69, 70506 Stuttgart

www.urania-verlag.de
www.verlagsgruppe-dornier.de

Umschlaggestaltung: Behrend & Buchholz
Umschlagbild: © Laura Doss/CORBIS
Satz: Rund ums Buch – Rudi Kern, Kirchheim/Teck
Druck: Westermann Druck, Zwickau

ISBN 3-332-01753-5
ISBN 978-3-332-01753-3

Einleitung

Aus unserer täglichen Arbeit mit bewegungsauffälligen und wahrnehmungsgestörten Kindern als niedergelassene Ergotherapeutinnen und aus den vielen Fragen, die uns in Elterngesprächen und Fortbildungen gestellt wurden, ergab sich die Notwendigkeit, vorwiegend für Eltern, aber auch für Fachleute, dieses Buch zu schreiben.
Es soll diesen Kindern helfen, dass Eltern und betreuende Personen deren Schwierigkeiten erkennen, diese besser verstehen und ihnen somit helfen können.
Der motorischen, geistigen und sozialen Normalentwicklung eines Kindes werden drei Kinder mit markanten Störungsbildern gegenübergestellt. So können Sie eine bessere Vorstellung von Bewegungsauffälligkeiten und Wahrnehmungsstörungen bekommen und Ähnlichkeiten zwischen Ihrem betroffenen Kind und unseren »Modellkindern« finden. Unsere Modellkinder heißen Martin, Philipp und Daniel.

Martin

Ist ein bewegungsarmes und kraftloses Kind. Er ist angenehm für seine Eltern, brav und angepasst macht er anfangs viel Freude und wenig Probleme. Er ist leicht zufrieden zu stellen und kann sich ganz gut alleine beschäftigen.
Im Kontakt mit anderen Kindern ist er eher scheu und zurückhaltend, ist unselbstständig und hat wenig Selbstvertrauen. Er findet schwer Kontakt und hat Probleme, Freunde zu finden. Viele Kinder empfinden ihn als wenig anregend im Spiel und seine Schüchternheit macht ihnen Mühe.
Später fällt auf, dass er Schwierigkeiten bei vielen Bewegungen hat. Anstrengende Spiele und ausdauernde Tätigkeiten fallen ihm schwer. Er ist ängstlich, rennt, klettert und rauft nicht. Auch feinmotorische Verrichtungen gelingen ihm kaum. Er entwickelt sich langsam und braucht viel Unterstützung.

Philipp
ist ein unruhiges und unkonzentriertes Kind. Er ist zappelig, kann nicht stillhalten und ist ständig unterwegs. Er erkundet alles nur flüchtig und ist schon einen Augenblick später beim nächsten Spiel. Nur schwer kann er sich auf eine Sache konzentrieren. Am liebsten tobt Philipp draußen herum. Er hat Probleme, behutsame und exakte Bewegungen durchzuführen. Teilweise bewegt er sich so wild und unvorsichtig, dass er sich selbst gefährdet. Feinmotorische Verrichtungen bereiten ihm große Schwierigkeiten und er vermeidet sie nach Möglichkeit. Er weicht Anforderungen, die von außen an ihn gestellt werden, aus und bleibt nur länger an Tätigkeiten, die er sich selbst ausgesucht hat. Er hält sich kaum an Regeln und Grenzen. Für seine Eltern ist er ein anstrengendes Kind, das mitunter gewaltig an den Nerven zerrt. Mit anderen Kindern ist er teilweise grob und rücksichtslos. Andererseits hat er viele kreative Ideen, deren Durchführung er aber nicht allein bewältigt. Unter Umständen finden ihn die anderen Kinder so interessant, dass er sich mit der Zeit zu einem Anführer entwickelt.

Daniel
ist ein gegen Berührung und Bewegt-Werden überempfindliches Kind. Als Baby akzeptiert er kaum Lageveränderungen. Körperkontakt scheint ihm eher unangenehm zu sein, was seine Eltern sehr irritiert. Es gibt Probleme mit dem Stillen und auch später mit der Löffelnahrung. Er vermeidet Bewegung und Berührung von Gegenständen, fürchtet sich vor Tobespielen, wirkt ängstlich und gereizt. Seine Bewegungen sind unsicher und ungeschickt. Sein Gleichgewicht ist schlecht und er hat Probleme beim Klettern. Er bewegt sich nur zögerlich und hat kein Bedürfnis, seine Geschicklichkeit durch Wiederholungen zu verbessern. Feinmotorische Tätigkeiten lehnt er teilweise ab. Vor allem der Umgang mit Matsch, Ton, Kleister und ähnlichen Materialien ist ihm zuwider.

Er ist sehr zurückhaltend im Umgang mit anderen Kindern, geht nicht gern in den Kindergarten, weiß sich aber auch allein nicht richtig zu beschäftigen. Sein Spiel ist einseitig und wenig fantasievoll. Sein Selbstwertgefühl ist gering, er ist unselbstständig und braucht viel Unterstützung.

Über die Erklärung der benützten Fachbegriffe wird der Zusammenhang zwischen Bewegungsauffälligkeiten, Wahrnehmungsstörungen und Lernen dargestellt. Sie erfahren, was Sie tun können, wenn Sie bei Ihrem Kind derartige Störungen vermuten. Eine Übersicht über verschiedene Therapieangebote und Vorschläge, wie Sie Ihr Kind zu Hause unterstützen können, machen dieses Buch zu einem praktischen Ratgeber.
Bewegen und eigenes Handeln sind die Grundvoraussetzungen zur Entwicklung des Lernens. Dieses Buch informiert über diesen Zusammenhang und erklärt, warum beispielsweise ein Kind mit Schreibstörungen erst grundlegende Bewegungs- und Sinneserfahrungen machen muss, bevor spezielle Übungen zur Verbesserung des Schreibens sinnvoll sind.

Anmerkung zur Neuauflage

»Was ist los mit meinem Kind?« erscheint nun in einer aktualisierten Neuauflage. Es ist für uns als Ergotherapeutinnen eine große Freude, dass dieses Buch solchen Anklang findet und sowohl bei Eltern als auch bei Fachleuten auf durchweg positive Resonanz stößt. Seit dem ersten Erscheinen des Buches kommen zu den Kindern mit Bewegungsauffälligkeiten und Wahrnehmungsstörungen immer mehr Kinder, bei denen die Bewegungsstörung keine medizinische Ursache hat.

In Kindergärten, Schulen und in den Medien wird häufig berichtet, dass Kinder zunehmend Schwierigkeiten haben, sich gut koordiniert zu bewegen. Die Möglichkeiten, dies im Alltag zu lernen, sind in den letzten Jahren immer stärker eingeschränkt worden.

Durch die dichte Bebauung in den Städten gibt es kaum mehr freie Flächen, auf denen sich Kinder ungefährdet bewegen können. Der starke Straßenverkehr verhindert das Spielen draußen. Zudem ist das Leben in vielen Familien so hektisch geworden, dass keine Zeit mehr bleibt, mit den Kindern ausreichend ins Freie zu gehen. Frühzeitiger Medienkonsum bis hin zum Medienmissbrauch hält viele Kinder zusätzlich von der Bewegung ab.
Es ist bekannt, dass Lern- und Handlungsfähigkeit sich auf der Grundlage einer großen Anzahl an Körper- und Raumerfahrungen entwickelt. Kinder mit Bewegungs- und dadurch Erfahrungsmangel sind in ihren Entwicklungsmöglichkeiten eingeschränkt. So ist die derzeit viel beklagte Leistungsschwäche vieler Kinder in den Schulen nicht nur dem Schulsystem anzulasten. Vielmehr gelingt es unserer gesamten Gesellschaft nicht ausreichend, Kinder ihrer natürlichen Anlage entsprechend zu fördern.
Die gesamte Kindheit hindurch muss jedes Kind die Gelegenheit haben, mit allen Sinnen sich selbst und seine Umwelt in ihren gesamten Zusammenhängen kennen zu lernen. Dies gelingt nicht durch ein »Leben aus zweiter Hand«, wie dies beim Medienkonsum vorgegaukelt wird. Lernen und Verstehen entsteht durch eigenes Handeln und die dabei gemachte Erfahrung.

Wir freuen uns, wenn dieses Buch weiterhin Eltern und Fachleuten unterschiedlichster Berufe hilft, Bewegungsauffälligkeiten und Wahrnehmungsstörungen bei Kindern zu erkennen, sie gezielt anzugehen und eine rechtzeitige therapeutische Behandlung zu ermöglichen.

Sabine Pauli
Andrea Kisch

Die Entwicklung des Kindes von 0 bis 7 Jahren

Jedes Kind entwickelt sich gemäß einem natürlichen, allgemein gültigen Schema – allerdings in unterschiedlichem Tempo. In einer liebevollen, förderlichen Umgebung erhält das Kind dabei alle wichtigen Anregungen. Wichtig ist, dass Eltern die wesentlichen Entwicklungsschritte kennen, damit bei eventuell auftretenden Problemen rasch reagiert werden kann.

Eine förderliche Umgebung

Die kindliche Entwicklung verläuft in verschiedenen Stufen, die aufeinander aufbauen. Abweichungen in der Reihenfolge der Entwicklungsschritte und zeitliche Verschiebungen sind in einem gewissen Rahmen normal. Wichtig ist, dass alle Entwicklungsstufen durchlaufen werden und das Kind dabei ausreichend Erfahrungen sammeln kann.

Jedes Kind holt sich selbst die Anregungen, die es in einem bestimmten Entwicklungsstadium gerade braucht.

Jedes Kind benötigt unterschiedlich viel Zeit für die einzelnen Stufen. Ein gesundes Kind braucht nicht durch spezielle Übungen in seiner Entwicklung gefördert werden. In einer liebevollen, kindgerechten Umgebung holt es sich selbst alle Anregungen, die es für seine Entwicklung braucht. Es ist nicht gut, wenn Sie versuchen, das individuelle Entwicklungstempo Ihres Kindes zu beschleunigen.

Sie sollten mit Ihrem Kind regelmäßig die Vorsorgeuntersuchungen bei der Kinderärztin oder beim Kinderarzt wahrnehmen. Sie/er ist in der Lage, die Qualität der kindlichen Bewegungen, Handlungen und Verhaltensweisen richtig zu beurteilen und Entwicklungsverzögerungen oder Bewegungsstörungen festzustellen. Nur Kinder mit solchen Auffälligkeiten brauchen spezielle Förderangebote.

Um Ihnen die Möglichkeit zu geben, Ihr Kind genauer zu beobachten, wird in diesem Kapitel eine durchschnittliche Kindesentwicklung dargestellt.

Im nächsten Kapitel werden dieser Normalentwicklung dann drei beispielhafte Störungsbilder der kindlichen Entwicklung gegenübergestellt.

Nach einer normalen Schwangerschaft und einer komplikationslosen Geburt durchläuft Ihr Kind folgende Entwicklung (individuelle Abweichungen von unserer beschriebenen Kindesentwicklung sind in einem gewissen Rahmen – etwa zwei bis drei Monate – normal):

Was muss das Kind zu welchem Zeitpunkt können?

1 Monat

Ihr Säugling trinkt gut an der Brust und schläft sehr viel. Er liegt gern auf Rücken, Bauch und auf der Seite. Auf dem Bauch liegend kann er den Kopf anheben und zur anderen Seite drehen. Er liebt es, wenn Sie mit ihm schmusen, ihn tragen und schaukeln (Lageveränderung).

Das Neugeborene braucht viel Körperkontakt.

Seine Massenbewegungen sind weitgehend durch Reflexe bestimmt. Sie erscheinen Ihnen unkoordiniert und nicht zielgerichtet.

Seine Hände hält er meist gefaustet. Beine und Arme werden gebeugt gehalten. Wenn Ihr Säugling erschrickt oder plötzlichen, unerwarteten Reizen ausgesetzt wird, wie grellem Licht oder kalter Luft, zuckt er in reflektorischer Abwehrhaltung zusammen.

Bei Berührung im Mundbereich setzt reflektorisch die Suchreaktion bestehend aus Kopfdrehen, Saugen und Schlucken ein (Saug- und Schluckreflex). Wenn Ihr Säugling seine Hände zufällig zum Mund bringt, saugt er heftig daran.

Er fixiert das Licht einer Taschenlampe und verfolgt es ein wenig nach rechts und nach links.

Sein Leben besteht vorwiegend aus Nahrungsaufnahme, Ausscheidung, Schlafen und dem Bedürfnis nach Nähe.

2 Monate

Ihr Säugling ist nun schon etwas munterer. Er schläft nicht mehr ganz so viel. Er sieht im Abstand von ca. 30 cm scharf. Dies entspricht der Entfernung eines Kindes beim Stillen zum Gesicht der Mutter.

Ihr Säugling hört auf Geräusche und schaut in die Richtung (Richtungshören), aus der er angesprochen wird. Er folgt mit den Augen einer Rassel, die vor seinem Gesicht hin- und herbewegt wird.

Wenn er sich wohl fühlt, zeigt er das umwerfende »Engelslächeln«. Er entwickelt seine Mimik und zieht die tollsten Grimassen. Ihr Säugling strampelt symmetrisch und bewegt sich lebhafter.
Seine Hände bringt er sicherer zum Mund und saugt daran (Hand-Mund-Koordination). Er kann einen Finger oder ein Spielzeug umklammern, aber nicht willkürlich wieder loslassen (Greifreflex).
In Bauchlage kann er seinen Kopf kurz bis 45° anheben. Wenn er gut trinkt, braucht er ca. alle drei Stunden die Brust.
Seine Stimme zeigt jetzt schon deutlicher, was ihm fehlt: Hunger, Bauchweh, Einsamkeit, Langeweile …

3 Monate

Die Bauchlage ist die Grundlage zur gesamten Aufrichtung.

Ihr Säugling entwickelt sich nun rasant. Er wächst schnell und übt ständig seine Körperbewegungen. Er kann jetzt den Ellbogen-Unterarmstütz. (Die Ellbogen befinden sich hierbei unter den Schultern.) In Rückenlage kann er den Kopf mindestens eine Minute in der Mitte halten und ihn frei nach beiden Seiten drehen (Kopfkontrolle). Zieht man ihn aus der Rückenlage an den Händen hoch, beginnt er, den Kopf mitzunehmen.
Er hält jetzt fest, was man ihm in die Hand gibt, und lässt den Gegenstand eher unbeabsichtigt wieder los. Seine Hände sind überwiegend geöffnet. Er bringt die Hände über der Brust zusammen und betrachtet sie. Er zupft an Bettdecke oder Kleidung und Gegenständen, wenn sie zufällig mit den Händen in Berührung kommen (taktiles Greifen).
Er beginnt, beweglichen Objekten nachzuschauen, verfolgt Personen mit den Augen, lauscht verstärkt auf Geräusche und versucht, deren Quelle zu finden. Tastet er etwas Interessantes, versucht er, sich auch dort hinzuwenden.
Ihr Säugling hat seine Stimme entdeckt: Lautäußerungen wie Blasenmachen aus Spucke, Rrrr-Ketten, Schnalzen und Lachen sind zu hören. Die Reflexe im Mundbereich werden integriert,

deshalb verschluckt sich Ihr Säugling jetzt vorläufig vermehrt. Er kann die Zunge nun zwischen die Lippen bringen.

4 Monate

Ihr Säugling kann jetzt sicher den Kopf mitnehmen, das heißt, dieser kippt nicht mehr nach hinten, wenn Sie ihn aus der Rückenlage an den Händen hochnehmen. Mit viereinhalb Monaten kann er einseitig den Ellbogen-Unterarmstütz halten. Er spielt mit beiden Händen und betrachtet diese dabei. Ihr Säugling greift mit beiden Händen nach Spielsachen. Er beobachtet gespannt, wie er selbst Geräusche mit der Rassel erzeugen kann. Er steckt alle Gegenstände in den Mund und sammelt dabei viele Tast- und Geschmackseindrücke. Er lächelt und zeigt deutlich unterschiedliche Stimmungen. Wenn man ihm ein Spielzeug wegnehmen will, zeigt er deutlich Widerstand. Sein Lächeln ist nicht mehr zufällig, sondern Ausdruck von Freude (soziales Lächeln). Er freut sich sichtbar, wenn Sie sich ihm zuwenden. Ihr Säugling beginnt, seine Mundbewegungen willkürlich zu steuern.

Der Säugling beginnt, viele Tasteindrücke zu sammeln.

Sofern Ihr Säugling einen Schnuller nimmt, kann er damit mit der Zunge spielen.
Zugefütterter Brei wird größtenteils mit der Zunge wieder herausgestoßen. Er verschluckt sich noch oft und akzeptiert das Essen vom Löffel nicht so recht.
Ihr Säugling erzeugt nun neue Laute und Silben wie i, l, u, ba, ga (Silbenbildung).

5 Monate

Er kann in Bauchlage sein Gewicht auf einen Arm verlagern und mit der anderen Hand gezielt nach einem Spielzeug greifen (Gewichtsverlagerung). Oft »schwimmt« er, das heißt, er hebt Arme und Beine gleichzeitig hoch.
Er rollt sich von der Bauch- in die Rückenlage. Wenn Sie ihn an den Händen hochziehen, winkelt er seine Arme an.

Ihr Säugling will jetzt alles sehen und begreifen im Sinne von anfassen und dadurch verstehen lernen, kann aber Entfernungen noch nicht richtig einschätzen. Er streckt seine Hände auch nach unerreichbaren Dingen aus und ärgert sich, wenn er sie nicht ergreifen kann. An seiner Stimme können Sie jetzt verschiedene Stimmungen deutlich erkennen.
Ihr Säugling probiert viele unterschiedliche Mund- und Zungenbewegungen aus und kann einen Zwieback selbstständig essen. Dabei zerdrückt er ihn mehr, als dass er ihn beißt.
Er produziert rhythmische Silbenketten wie dada, gaga.

6 Monate

Das Zusammenspiel von Händen und Füßen ist wichtig für die Gesamtkörperkoordination.

Ihr Kind dreht sich jetzt aktiv von der Rücken- in die Bauchlage und umgekehrt. In Bauchlage stützt es sich auf die geöffneten Hände (Handstütz). Es kann Brust und Bauch etwas von der Unterlage abheben. Becken und Unterschenkel liegen noch auf der Unterlage auf.
In Rückenlage spielt es mit seinen Füßen (Hand-Fuß-Koordination). Seine Hände werden immer geschickter, und es kann ein Spielzeug von der einen Hand in die andere geben. Ergreift es einen zweiten Gegenstand, lässt es den ersten fallen. Dies passiert, weil beide Hirnhälften noch nicht genügend zusammenarbeiten. Ihr Kind hält sein Spielzeug fest und ärgert sich, wenn es ihm weggenommen wird.
Es macht jetzt viele sinnliche Erfahrungen: wie sich verschiedene Materialien anfühlen, Dinge riechen und schmecken und welche Geräusche sich mit ihnen erzeugen lassen (Materialerfahrung). Ihr Kind beobachtet jetzt gebannt Ihre Bewegungen. Seine Silbenketten lassen einen deutlicheren Rhythmus erkennen. Es »spielt« mit Silben.

7 Monate

Ihr Kind möchte nun gern im Sitzen gehalten werden. Es streckt die Arme aus, um hochgenommen zu werden. Nur zum Füttern sollten Sie es auf dem Schoß sitzend halten. Erst, wenn es sich selbst hinsetzen kann, ist seine Rumpfmuskulatur so stark ausgeprägt, dass Sitzen seiner Wirbelsäule nicht schadet.

Passives Sitzen schadet der Wirbelsäule.

Die Bauchlage ist die Position, aus der sich Fortbewegung entwickelt. Deshalb sollte Ihr Kind viel in Bauchlage auf dem Boden liegen. Zu frühes Sitzen und das Liegen in Babywippen verhindern, dass Kinder genügend Muskelkraft aufbauen, um später gut krabbeln zu können.

Ihr Kind kann sich jetzt gut drehen. Es versucht, über das Rollen an begehrte Gegenstände heranzukommen, und kann sich in Bauchlage nach hinten wegschieben. Ihr Kind zieht sich an Ihren Fingern selbst zum Sitzen hoch. Es ist jetzt sehr aktiv mit seinen Händen, klopft mit Spielzeug auf die Unterlage und macht gerne Krach.

Ihr Kind entdeckt die Möglichkeiten seiner Stimme: Es flüstert, ruft, kreischt und schwierige Laute wie t und w sind zu hören.

Ihr Kind nagt an allem herum und wird von durchbrechenden Zähnen geplagt.

8 Monate

In Bauchlage dreht sich Ihr Kind nun um die eigene Achse und beginnt, vorwärts zu robben. Es kann jetzt fremde und bekannte Personen unterscheiden und fremdelt deshalb. Dies ist ein wichtiger und normaler Entwicklungsschritt. Kinder, die nicht fremdeln, können unter Umständen auch später nicht gut unterscheiden, wer für sie wichtig ist und wer nicht.

Ihr Kind entdeckt, dass es »davor, dahinter, darunter« gibt. Es liebt Spiele wie »Guck, guck – da« und versteckte Dinge zu suchen (Raumwahrnehmung).

Mit Vorliebe wirft es Sachen herunter und möchte, dass sie aufgehoben werden. Dies macht Ihr Kind nicht, um Sie zu ärgern, sondern es hat entdeckt, dass Dinge nicht wirklich weg sind, wenn es sie nicht mehr sieht. Damit sammelt es Erfahrungen über räumliche Dimensionen.

Es liebt und braucht Rituale wie das Singen von Liedern, bevor es einschläft.
Gern hört es einer Unterhaltung zu und versucht, die Sprachmelodie nachzuahmen. Laute wie f, l, s, u sind jetzt von ihm zu hören. Es macht die ersten Kaubewegungen und knabbert gern an Zwieback und Brot herum.
Ihr Kind hantiert nun gleichzeitig mit zwei Gegenständen und kann zwei Gegenstände gleichzeitig in einer Hand halten.

9 Monate

Beim Krabbeln macht das Kind vielfältige Raumerfahrungen.

Ihr Kind robbt durch den Raum und freut sich darüber. Es erforscht den Raum und bewegt sich ganz gezielt auf Personen und Dinge zu. Einige Kinder lassen diese Phase gänzlich aus. Das Kind stemmt sich in den Vierfüßlerstand und lernt, sich über den Seitsitz hinzusetzen.
Es kann nun mit gutem Gleichgewicht sitzen und sich dabei auch umdrehen. Es sitzt meist mit ausgestreckten Beinen und aufrechtem Rücken (Langsitz). Weil es noch nicht krabbeln kann, wippt es im Vierfüßlerstand häufig vor und zurück, um Sicherheit zu erlangen. Ihr Kind lehnt die Rückenlage ab und es wird schwierig, es zu wickeln.
Ihr Kind kann seine Hände zusammen und isoliert bewegen. Es schlägt gern Gegenstände aneinander und ahmt Bewegungen und Handlungen nach.
Altbewährte Hand- und Fingerspiele wie »Backe, backe Kuchen«, »Winke, winke« und »Zehn kleine Zappelmänner« werden jetzt aktuell.
Es benützt Daumen und Zeigefinger für den Pinzettgriff und kann Krümel, Rosinen und Ähnliches gezielt ergreifen.
Am liebsten spielt Ihr Kind mit rollenden und sich bewegenden Dingen. Es versucht, ihnen hinterherzukrabbeln. Dadurch lernt es die Tiefe eines Raumes kennen und Entfernungen und Größenverhältnisse einzuschätzen. Zum Beispiel versucht es, durch einen zu engen Spalt zu krabbeln und bleibt dabei stecken.

So erfährt es die Ausmaße seines Körpers (Körperschema). Ihr Kind beginnt, die Treppen hinaufzukrabbeln.
Es schaut jetzt gern Bilderbücher an, wobei das Blättern noch das Wichtigste ist. Ihr Kind erkennt bekannte Dinge auf Bildern wieder. Dadurch entstehen zwischen Ihnen und dem Kind Sprachspiele: Sie sprechen vor und Ihr Kind spricht Ihnen nach. Es »spricht« jetzt Wörter aus Doppelsilben wie Mama, ham-ham und dada.
Es fängt an, mit den Händen selbst zu essen.

10 Monate

Ihr Kind beginnt, sich über den so genannten Einbeinkniestand hochzuziehen. Es kann noch nicht abschätzen, wie stabil der Gegenstand ist, an dem es sich hochzieht, und fällt häufig um. Dadurch braucht es noch viel Aufsicht. Die Wohnung nimmt jetzt ein typisches Bild an: Alles, was Ihnen wichtig oder was zerbrechlich ist, wandert in die oberen Regalfächer. Der Rest liegt bunt auf dem Boden verstreut.
Dies ist wichtig, damit Ihr Kind seinem angeborenen Bewegungs- und Erfahrungsdrang nachgehen kann. Zu viele Verbote hemmen es und schränken es in seinem Lernen ein. Ihr Kind beschäftigt sich schon kurz allein. Jeden Tag erforscht es aufs Neue das Zimmer mit seinen vielfältigen Gegenständen.
Es ist sehr neugierig: Alle Türen und Schubladen werden wiederholt geöffnet. Eher zufällig entdeckt es dabei den Inhalt und räumt ihn aus.
Ihr Kind probiert aus, welche Funktionen die Dinge haben (Funktionsspiel) und greift mit gebeugten Fingern. Es liebt Schiebetüren und dreht gern an allem Beweglichen. Wenn es etwas nicht kann, führt es Ihre Hand. Es hat die Erfahrung gemacht, dass Sie »alles« können.
Es versteht einfache Aufforderungen wie »gib mir, komm her«. Sein Sprachverständnis ist gegenüber seiner aktiven Sprache weiter entwickelt. Es versteht schon einiges und zeigt auf

Das Kind erfährt die dritte Dimension.

benannte Gegenstände. Ihr Kind schaut jetzt gern mit Ihnen Bilderbücher an und möchte, dass Sie die Gegenstände darin benennen. Diese Interaktion ist wichtig für den Spracherwerb. Es trinkt allein aus einer Kindertasse und isst geschickt mit den Händen. Beim Essen probiert es alles aus, was es bei den Erwachsenen sieht: pusten und schlürfen.

11 Monate

Ihr Kind läuft jetzt seitlich an Möbeln entlang. An Händen gehalten, läuft es auch vorwärts. Dies sollten Sie aber nicht speziell üben. Es lernt besser allein Laufen.

Ihr Kind hat einen sehr großen Bewegungsdrang und bleibt nur kurz bei einer Beschäftigung. Es isst mehr und mehr selbstständig mit dem Löffel. Am liebsten würde es jetzt alles ganz allein machen.

Ihr Kind zeigt deutlich Zuneigung und Ablehnung gegenüber Personen. Es kuschelt sich an oder dreht sich weg. Mit gleichaltrigen Kindern kann es noch nicht richtig spielen. Vermehrt versucht es, Worte nachzusprechen. Es zieht sich selbst einfach auszuziehende Kleidungsstücke wie zum Beispiel Socken aus und freut sich, dass es etwas kann. Wichtig ist nun, solche Tätigkeiten zu unterstützen, damit es immer mehr Selbstständigkeit erlangt.

12 Monate

Durch eigenes Hantieren bekommt das Kind einen großen Erfahrungsschatz.

Ihr Kind schiebt gerne kleine Möbel vor sich her. An einer Hand gehalten, kann es einige Schritte frei gehen.

Ihr Kind spielt gern mit Spielzeug, das es auseinander nehmen und zusammenfügen kann: Duplo, Würfelturm, Babuschkas.

Ihr Kind baut kleine Türme aus zwei bis drei Klötzen, die es ebenso gerne wieder umstößt. Es probiert alle Gegenstände nach möglichen Funktionen aus.

Dadurch erfährt es viel über deren Eigenschaften: klein – größer – groß, schwer – leicht, passt – passt nicht, geht schwer –

geht leicht, warm – kalt, hart – weich (Materialerfahrung). Ihr Kind erobert Raum und Umwelt: Es möchte die ganze Wohnung entdecken und auch draußen spielen.
Es beobachtet andere Kinder und nimmt Kontakt zu ihnen auf. Es versucht, sich durch Gebärden und Laute verständlich zu machen. Es plappert einige Worte nach. Ihr Kind hat schon so viele Tasterfahrungen gesammelt, dass es nicht mehr alles in den Mund stecken muss. Oft reicht ihm jetzt das Fühlen mit den Händen, das Vergleichen und Kombinieren, um einen Gegenstand zu erkennen. Es trinkt jetzt allein aus einer Tasse. Zum Essen benutzt es lieber die Hände als den Löffel, da es schneller geht.
Es kann jetzt einfache Aufträge wie »Bring mir deine Schuhe« ausführen. Es spricht einige sinnvolle Silben und bringt diese mit Personen und Handlungen in Zusammenhang, zum Beispiel »adda« für Weggehen.

12 – 15 Monate

Ihr Kind kann frei stehen. Zum Spielen kniet es sich oft hin. Es kann nun, ohne sich festzuhalten, in die Hocke gehen. Beim Gehen um eine Ecke oder beim plötzlichen Halten fällt es leicht um, weil sein Gleichgewicht noch labil ist. Ihr Kind trägt gerne Dinge umher und wirft mit allem Möglichen um sich. Es findet Dinge, die Sie vor seinen Augen verstecken, wieder.

Das Kind entwickelt seine Sprache durch Nachahmen und Nachsprechen.

Seine Gefühlsäußerungen zeigen sich jetzt differenzierter: Es bringt Ärger, Eifersucht, Zuneigung und Ablehnung deutlich erkennbar zum Ausdruck.
Sein Sozialverhalten ist jetzt so weit entwickelt, dass es von seinen Spielsachen und seinem Essen etwas abgibt.
Es will jetzt verstärkt die Bezeichnung für alle Dinge wissen. Zunehmend benützt es seine gelernten Worte, um sich verständlich zu machen.
Die Nachahmung ist jetzt die wichtigste Lernmethode. Das Kind versucht, alles nachzumachen und nachzusprechen: die

Hausarbeit, Körperpflege, Gesten und Mimik der Eltern und Geschwister.
Ihr Kind möchte das Essen mit dem Löffel nun unbedingt lernen. Es legt sich die Bissen mit den Fingern auf den Löffel und führt ihn dann zum Mund. Das ist aber so schwierig, dass es doch noch oft mit den Händen isst oder gefüttert werden will. Das Kind beginnt, im Pfötchengriff zu kritzeln.
Sie brauchen jetzt viel Überredungskunst, wenn es darum geht, Ihr Kind zu etwas zu bringen, das es nicht will, zum Beispiel Anziehen, wenn es gerade spielen möchte. Das ist noch nicht das Trotzalter, sondern Ihr Kind ist mit der Entdeckung der Welt beschäftigt und will nicht dabei gestört werden.
Es kennt seinen Körper teilweise und zeigt auf benannte Körperteile, zum Beispiel den Bauch, die Augen und den Mund. Teilweise zeigt es, wenn es in die Windel gemacht hat. Die Sauberkeitserziehung sollte nicht vor dem zweiten Lebensjahr begonnen werden, da das Kind vorher seine Schließmuskeln nicht willentlich kontrollieren kann.

15 – 18 Monate

Lernen über Versuch und Irrtum bezeichnet einen wichtigen Entwicklungsschritt.

Der Gang des Kindes ist jetzt auch auf unebenem Gelände sicher. Es beginnt, rückwärts zu gehen. Sein Rennen ist noch recht unkoordiniert. Treppen geht es im Kindernachstellschritt (beide Füße werden auf dieselbe Stufe gestellt) hinauf und hinunter und hält sich dabei am Geländer fest.
Ihr Kind hat die Höhe entdeckt und liebt es zu klettern. Sein Gleichgewicht ist so gut entwickelt, dass es in der Hocke spielen kann. Immer noch lernt es viel über die Nachahmung. Zunehmend stellt es aber auch eigene Versuche an.
Es probiert: passt – passt nicht. So lernt es über Versuch und Irrtum. Ihr Kind ist jetzt ausdauernder und möchte Spiele zu einem Abschluss bringen. So freut es sich zum Beispiel, wenn es alle Klötze eingeräumt hat. Ihr Kind spricht mehrsilbige Wörter. Täglich lernt es neue dazu. Sein Spiel begleitet es mit vielfäl-

tigen Geräuschen. Es entdeckt zunehmend den Zusammenhang eines Geräusches zur Geräuschquelle, zum Beispiel: Das Telefon klingelt.
Es kann nun einfachere Speisen mit dem Löffel essen. Es freut sich, dass es nun schon einiges selbstständig kann. Es versucht, Schuhe, Hose und Strümpfe auszuziehen und will bei den Hausarbeiten helfen und ahmt Sie nach.

1½ – 2 Jahre

Ihr Kind rennt viel und klettert überall herum. Es nützt alle Gelegenheiten, neue, schwierige Bewegungen auszuprobieren. Es balanciert auf Mäuerchen, hüpft mit beiden Beinen gleichzeitig die letzte Treppenstufe hinunter, steht kurz auf einem Bein (Einbeinstand) und rennt im Nachstellschritt. Es probiert viele Varianten des Gehens und Rennens aus.

Unterstützen Sie die Bewegungsfreude Ihres Kindes.

Ihr Kind kann jetzt seine Handlungen besser vorausplanen. Um einen begehrten Gegenstand aus dem Regal zu erreichen, holt es sich einen Stuhl heran.
Es ist jetzt schon zu erkennen, ob Ihr Kind Rechts- oder Linkshänder ist (Händigkeit). Beeinflussen Sie Ihr Kind auf keinen Fall in der Wahl seiner bevorzugten Hand. Sätze wie »Gib die richtige Hand« sollten wirklich der Vergangenheit angehören! Die Entwicklung der so genannten Dominanz ist ein normaler Hirnreifungsprozess, der nicht von außen beeinflusst werden darf. Essen, Malen und andere Tätigkeiten führt das Kind vorwiegend mit seiner dominanten Hand aus, wechselt aber auch noch häufig.
Das Zusammenspiel seiner beiden Hände wird jetzt immer besser. Es beginnt mit zweihändigen Verrichtungen, zum Beispiel dem Auffädeln großer Perlen. Ihr Kind malt nun auch in dynamischen Kritzelbewegungen. In der Regel hält es den Stift in der Faust und probiert zuweilen auch den Pfötchengriff.
Es steckt jetzt verschiedene Formen in eine Formenbox und nimmt Unterschiede wie groß und klein wahr (Form- und Farb-

wahrnehmung). Es ordnet die Grundfarben Rot, Blau, Grün, Gelb zu. Ihr Kind hat Freude an Steckspielen, einfachen Holzpuzzles und baut Türme aus vier bis acht Klötzen. Sein Spiel wird jetzt ausdauernder und vielfältiger. Es kann sich für ca. 15 Minuten allein beschäftigen, wenn eine Tätigkeit es besonders fasziniert. Ihr Kind probiert nicht mehr nur aus. Es spielt oft wochenlang immer wiederkehrende, altbewährte Spiele.

Häufige Spielwiederholungen fördern die Handlungsplanung.

Es hat gelernt, sich kleinere Handlungsfolgen zu merken. Ihr Kind versteht jetzt soziale Zusammenhänge: Bestimmte Dinge gehören bestimmten Leuten und es kann nicht alles haben, was anderen gehört.

Es kommt jetzt in das Trotzalter. Zunehmend hat es andere Vorstellungen als seine Eltern und versucht, diese mit Zorn und Wutausbrüchen durchzusetzen. Die Eltern sind nun oft den »strafenden Blicken« der Passanten ausgesetzt. Ihr Kind entwickelt seine eigenen Ideen aus seiner Sicht der Dinge. Es kann inzwischen relativ viel, muss aber erst die Regeln und Gepflogenheiten seiner Umwelt erlernen. Dazu braucht es klare Anleitung, Richtung und Halt. Eindeutige Regeln, ja und nein, geben dem Kind darin die nötige Orientierung. Das Ausleben dieser Phase ist sehr wichtig: Seine Eigenständigkeit zu erproben ist die Grundlage für selbstständiges Denken und Handeln im späteren Leben.

Seine Sprache ist nun auch für Außenstehende verständlich. Es verwendet Ein- und Mehrwortsätze, die vom Satzbau her aber nicht immer richtig sind.

2 – 2½ Jahre

Ihr Kind steigt im Wechselschritt die Treppe hoch, muss sich aber noch ab und zu festhalten. Es lernt Dreirad fahren. Seine Handgeschicklichkeit wird differenzierter und gewandter.

Es füllt vielerlei Materialien von einer Dose in die andere und erfährt dabei viel über Mengen, Größen, räumliche Beziehungen und Gewichte.

Allmählich wagt sich das Kind immer weiter in die Welt hinaus.

Bei Formeneinlegespielen muss es nicht mehr probieren, sondern es kann sehen, wie die Form in die Aussparung gehört.
Ihr Kind zieht sich selber aus und kann einzelne, einfache Kleidungsstücke anziehen. Es isst allein, braucht aber sehr lang dazu.
Sein Spiel wird durch ausgeprägtes Rollenspiel erweitert: Es tut so, als ob ..., verwendet Dinge als etwas anderes und spricht mit Puppen und Spieltieren, als wären sie lebendig.
Ihr Kind baut dreidimensionale Zufallsprodukte aus Duplosteinen oder Ähnlichem und benennt diese.
Es knüpft jetzt Beziehungen zu gleichaltrigen Kindern und entdeckt, dass es Mädchen und Jungen, Frauen und Männer gibt (Geschlechtsdifferenzierung). Teilweise wirkt Ihr Kind schon sehr selbstständig. Dabei dürfen Sie es aber nicht überschätzen. Es hat noch stark das Bedürfnis nach Schutz und Geborgenheit. Fühlt es sich überfordert, klammert es sich an seine Eltern. Zuweilen ist es jetzt sehr eifersüchtig. Bekommt es jetzt ein Geschwisterchen, reagiert es darauf unter Umständen mit kleinkindhaftem oder aggressivem Verhalten. Damit versucht es, wieder mehr Aufmerksamkeit zu erhalten, die es jetzt mit dem Geschwisterchen teilen muss.
Ihr Kind benutzt das Wort »ich«, wenn es von sich spricht. Es hört Gesprächen aufmerksam zu und versucht mitzureden. Einfache Unterhaltungen sind möglich. Ihr Kind stellt jetzt viele Fragen. Es benutzt Raumbegriffe wie vor, unter, auf und hinter. Die Raumkenntnisse aus früheren Bewegungserfahrungen ermöglichen ihm nun diese sprachliche Umsetzung.
Ihr Kind sagt, wenn es Hunger hat oder auf die Toilette muss (Sauberkeit). Im Spiel vergisst es dies aber noch und nachts braucht es meist eine Windel.

2½ – 3 Jahre

Ihr Kind ist jetzt ständig in Aktion. Es rennt, anstatt zu gehen, und hat viele neue Spielideen. Es sprüht vor Energie und scheut keine Anstrengung.

Es kann jetzt auch längere Strecken Dreirad fahren. Sein Gleichgewicht ist so gut, dass es auf Mauern geht. Es kann ca. eine Sekunde auf einem Bein stehen.
Seine Bewegungen werden fließender und behutsamer. Es kann eine volle Tasse durchs Zimmer tragen, ohne sie zu verschütten.
Ihr Kind fängt einen Softball oder Wasserball mit den Armen auf.
Es kann die meisten seiner Körperteile benennen.
Aus Konstruktionsmaterialien wie Duplo, Lego oder Baufix baut es dreidimensionale Werke. Dabei ist der Vorgang des Bauens wichtiger als das Produkt. Dieses wird meist nach dem Aufbau unwichtig oder sogar sofort wieder zerstört.
Ihr Kind erkennt jetzt, ob etwas kürzer oder länger, größer oder kleiner ist und will zum Beispiel die größere Hälfte eines Brotes haben (Größenunterscheidung).

Das Kind liebt die Reihenbildung und Zuordnung. Dies fördert die Richtungswahrnehmung.

Es kann eine Menge von zwei erkennen und kennt die Begriffe: beide, eines und viele. Dies leitet es aus der Erfahrung ab, dass es in jeder Hand einen Gegenstand tragen kann (Zahlbegriff 2).
Ihr Kind liebt Zuordnungsspiele und bildet mit allen möglichen Spielsachen Reihen, zum Beispiel stellt es seine Autos nebeneinander und sortiert alle Tiere (Reihenbildung).

3 – 3½ Jahre

Ihr Kind schneidet mit der Schere gerne Schnipsel. Es interessiert sich für alle Arbeiten, die es mit Papier, Kleber und anderen Materialien machen kann. Es verpasst der Puppe einen Kurzhaarschnitt und so manche Hose bekommt ein Lochmuster.
Ihr Kind spielt jetzt gern mit anderen Kindern und schließt erste Freundschaften. Wenn es sich bei Kindern oder Fremden wohl fühlt, kann es sich gut von Ihnen lösen und ist somit in der Lage, halbtags in den Kindergarten zu gehen. Gleichzeitig entwickelt es ein starkes Zusammengehörigkeitsgefühl in der Familie. Ihr Kind beherrscht jetzt weitgehend die Umgangssprache und interessiert sich für komplexere Zusammenhänge.

Kassetten hören ersetzt nicht das Vorlesen.

Seine Sätze beginnen oft mit »warum ...«. Ihr Kind lässt sich gerne kleine Geschichten vorlesen. Wichtig ist, dass Sie sich Zeit zum täglichen Vorlesen und Erzählen nehmen. Ihr Kind bekommt darüber Zugang zu Büchern und lernt, konzentriert zuzuhören.
Sein Denken ist oft schneller als seine Sprache. Deshalb stottert es zuweilen. Dies verliert sich aber schnell wieder und braucht Ihnen keine Sorge zu bereiten.
Ihr Kind malt schon etwas gegenständlicher: Es benennt seine senkrechten und waagerechten Striche und Kreise. Seine Benennungen sind nicht immer zu erkennen.
Große Knöpfe und Reißverschlüsse öffnet es selbst; bei kleineren Verschlüssen hat es noch Schwierigkeiten. Ihr Kind hilft beim Aufräumen seiner Spielsachen und bei leichten Hausarbeiten gerne mit.

3½ – 4 Jahre

Seine Körperbewegungen werden ausgeglichener, flüssiger und dosierter (Bewegungsanpassung). Ihr Kind turnt, klettert und balanciert gern und geschickt. Bieten Sie ihm die Möglichkeit beim Eltern-Kind-Turnen. Es kann kurz auf einem Bein hüpfen und mit geschlossenen Füßen 30 cm Höhe überspringen. Es tanzt gern und lernt Roller fahren.
Mit der Schere schneidet es großräumig aus und mit Knetmasse kann es einfache, erkennbare Dinge herstellen. Es malt Männchen, die so genannten Kopf- oder Gliederfüßler. Die Arme sind teilweise noch am Kopf angesetzt.
Es benützt gern Werkzeug wie Hammer und Schraubenzieher. Ihr Kind zählt alles, kennt die Zahlwörter bis zehn, jedoch nicht die richtige Reihenfolge der Zahlen. Sicher erkennt es Mengen bis 3.
Ihr Kind bemerkt jetzt kleine und unauffällige Details auf Bildern. Es erzählt Erlebnisse in der richtigen Reihenfolge und benutzt Oberbegriffe wie »Spielsachen« und »Anziehsachen«.

Es beobachtet seine Umwelt und unterscheidet zum Beispiel, welche Tiere fliegen und welche krabbeln.

4 – 4½ Jahre

Freunde und gemeinsame Aktivitäten mit anderen Kindern sind sehr wichtig.

Ihr Kind kann jetzt kleine Perlen auffädeln. Beim Malen hält es den Stift in der Stifthaltung im Dreipunktgriff und malt die ersten Schrägen, die in Dächern und Kleidern zur Anwendung kommen.

Ihr Kind hat jetzt mehr Überblick über soziale Zusammenhänge: Es kennt den Unterschied zwischen Recht und Unrecht. Es weiß, dass es andere Kinder nicht schlagen soll, es teilt oder setzt sich für einen Freund ein.

Ihr Kind entwickelt jetzt mehr und mehr das Bedürfnis, mit anderen Kindern zusammen zu sein. Unterstützen Sie dies! Vor allem für Einzelkinder ist es sehr wichtig, die Gruppenfähigkeit zu lernen: abwarten, teilen, etwas abgeben, auf andere Rücksicht nehmen, »zusammen sind wir stärker«. Dies äußert sich nicht nur positiv: Kraftmeierei, Angabe und Kraftausdrücke sind sehr beliebt. Ihr Kind kann jetzt auch abstraktere Zusammenhänge erfassen und interessiert sich für soziale und physikalisch-technische Vorgänge, zum Beispiel Geburt, Tod und warum ein Auto fährt usw.

4½ – 5 Jahre

Sein Gleichgewicht ist recht gut: Es schaukelt im Sitzen und Stehen, hüpft einige Meter auf einem Bein und kann fünf Sekunden auf einem Bein stehen.

Ihr Kind lernt Rollschuhlaufen, Stelzenlaufen und Radfahren. Dabei kann es das Verkehrsgeschehen aber noch nicht überblicken und ist deshalb stark unfallgefährdet. Es kann jetzt einen Ball aus vier Metern Entfernung mit den Händen auffangen.

Die Seitendominanz Ihres Kindes ist festgelegt: Es bevorzugt eine Hand, einen Fuß, ein Auge und ein Ohr. Wenn dies noch nicht der Fall ist, besteht der Verdacht auf eine Störung, und

Sie sollten dies unbedingt mit Ihrem Kinderarzt besprechen.
Es kann mit Messer, Gabel und Schere geschickt umgehen. Es schneidet mit der Schere an einer Linie entlang.
Ihr Kind führt gerne einfache Werkarbeiten aus: Flechten mit Papierstreifen, Nähen und Sticken auf Pappkarten oder Hämmern und Sägen.
Es malt gegenständlich und kann einfache, schematische Zeichnungen wie ein Haus oder ein Schiff abzeichnen. Sein gemaltes Männchen besteht aus sechs Teilen.
Ihr Kind kann jetzt längere Geschichten und Märchen verstehen. Zunehmend plant es seine Handlungen im Voraus und sagt, was es tut, wenn … Es interessiert sich für seine eigene Vergangenheit und für seine Zukunft, zum Beispiel, wie es als Baby war und was es einmal werden möchte, es pflegt schon selbstständig seine Freundschaften.

5 – 5½ Jahre

Ihr Kind kann eine Menge bis vier sicher erkennen und bis zehn richtig zählen.
Seine Bilder werden detaillierter, es gelingt ihm, auch kleine Dinge und exakte Muster zu malen.
Es kann seinen Namen in Druckbuchstaben abschreiben. Manchmal schreibt Ihr Kind die Buchstaben allerdings in Spiegelschrift, da die Wahrnehmung der Raumlage auf dem Papier noch nicht ganz sicher ist.
In seinen Bildern bringt es Erlebnisse und Gefühle zum Ausdruck (Erlebnisbilder). Von daher sollte ihm Papier in ausreichenden Mengen und auch in großen Formaten zur Verfügung stehen.
Auch sprachlich bringt Ihr Kind Gefühle vermehrt zum Ausdruck: Es weint nicht sofort, sondern sagt, wenn es traurig ist. Es beantwortet Fragen in ganzen Sätzen, dies tat es bis vor kurzem entweder gar nicht oder nur mit ja und nein. Ihr Kind lernt gern Verse auswendig.

Beim Malen erwirbt das Kind die Grundvoraussetzungen zum Schreibenlernen.

Spiegelschrift

Es versteht die Regeln von altersgemäßen Gesellschaftsspielen, verliert aber nicht gern (Regelspiele). Es braucht immer noch viel Aufmerksamkeit, kann sich aber auch schon von seinen Eltern lösen.

5½ – 6 Jahre

Das Spiel im Freien fördert Tempo, Ausdauer und Dynamik.

Ihr Kind wetteifert mit anderen Kindern darum, wer schneller, größer und stärker ist.
Es hat genügend Überblick über Ball- und Turnspiele in einer Gruppe und seine Bewegungsreaktionen sind so gut angepasst, dass es diese Spiele mitmachen kann (Gruppenspiele).
Ihr Kind bindet seine Schuhe selbst.
Es ist in der Lage, kleine, fortlaufende Muster wie Schlaufen oder Wellen nachzuzeichnen und hat damit die feinmotorischen Voraussetzungen, schreiben zu lernen. Auch seine Konzentrationsfähigkeit und Ausdauer sind jetzt so groß, dass es eingeschult werden kann.

6 – 6½ Jahre

Ihr Kind erkennt sicher Mengen bis sechs und rechnet mit Fingern und anderen Hilfsmitteln bis zehn.
Es kann rechts und links unterscheiden und benennen. Es fügt Bildergeschichten aus drei bis vier Teilen folgerichtig zusammen und erzählt, was dargestellt ist. Ihr Kind interessiert sich für mechanische Zusammenhänge und kann einfache Modelle, zum Beispiel Legoautos, nach Vorlage nachbauen.
Ihr Kind geht den Schulweg allein und erledigt kleinere Einkäufe. Es möchte jetzt am liebsten alles selbst entscheiden: Wann es ins Bett geht, was es im Fernsehen anschaut usw. Es spielt stundenlang draußen mit anderen Kindern. Oft vergisst es darüber die Zeit und ist nirgends aufzufinden. Es hat noch kein richtiges Zeitgefühl.
Zeiträume erfasst es nur mit Denkhilfen, zum Beispiel: dreimal schlafen, dann ist Ostern.

In der Schule ist es oft sehr verträumt und hängt seinen Gedanken nach. Dabei verarbeitet es seine vielen Erlebnisse.

6½ – 7 Jahre

Das Kind lernt, folgerichtig zu denken.

Ihr Kind kann jetzt bis 20 rechnen.
In seinen gemalten Bildern verarbeitet es Erlebnisse und eigene Fantasien.
Es kann 5 m auf einem Bein hüpfen und 45 cm Höhe mit geschlossenen Füßen überspringen.
Der Hampelmannsprung gelingt Ihrem Kind über zehn Sekunden gleichmäßig und rhythmisch. Er ist gut geeignet, Koordinationsstörungen bei Kindern zu erkennen und wird deshalb in der Vorsorgeuntersuchung überprüft.
Es fängt einen Ball, aus verschiedenen Richtungen geworfen, auf und hat Lust, in einen Sportverein zu gehen.
Ihr Kind beginnt mehr und mehr, realitätsbezogen, logisch und vorausschauend zu denken und zu handeln.
Es versteht und benutzt Zeitbegriffe wie vorgestern, nächste Woche und übermorgen und verwendet in seinen Sätzen Vergangenheit, Gegenwart und Zukunft.

Die Malentwicklung eines Kindes

Alle Kinder malen und bringen damit zum Ausdruck, wie sie sich selber und ihre Umwelt wahrnehmen und erleben. Sie verarbeiten im Bild Erlebnisse und augenblickliche Situationen und offenbaren ihre Lebensfreude, Wünsche, Konflikte und Ängste. Kinder malen kaum Zufälliges. Ihre Darstellung sind Mitteilungen, mit denen sie uns etwas sagen wollen.
Malen ist ein wichtiges Ausdrucksmittel des Kindes und sollte durch das Bereitstellen von Papier und Farben und dadurch, dass sie mit ihm zusammen malen, gefördert werden. Wie häufig und ausdauernd ein Kind malt, hängt von den Neigungen

des Kindes ab und wird von den Eltern dadurch beeinflusst, ob sie selber malen und welche Bedeutung und Beachtung sie dem Kinderbild schenken.
Hängen Sie die aktuellen Kinderbilder auf. Da sie häufig wechseln, sollten Sie eine Zeit lang an einer Magnetleiste, die Sie im Schreibwarengeschäft bekommen können, aufgehängt werden. Es ist sehr wichtig für Kinder, dass sie auf ihre Werke stolz sein können. Sammeln Sie die Bilder Ihres Kindes in einer Mappe und versehen Sie diese immer mit Datum und Titel oder mit der Geschichte, die Ihr Kind Ihnen dazu erzählt hat.

Das Malen von Formen und Mustern ist der erste Schritt zum Schreiben.

Malen ist eine wichtige Grunderfahrung für Kinder, da sie die Voraussetzung für späteres Schreiben darstellt. Über das Malen lernen die Kinder ganz automatisch, das Blatt beim Malen zu halten, die richtige Stifthaltung und die Variation des Stiftdruckes. Darüber hinaus erarbeiten sie sich alle Grundformen und -muster der Schrift. Die Grundformen der Schrift sind Punkte, Striche in verschiedene Richtungen und die sich daraus ergebenden Grundformen wie Kreis, Kreuz, Viereck und Dreieck. Die Grundmuster setzen sich aus den Grundformen zusammen zu Zickzack, Arkaden und Girlanden, Wellen und Schlaufen. Die Formen und Muster brauchen die Kinder im späteren Malalter, um ihre Bilder detailliert auszuschmücken und damit ihre Empfindungen und Gedanken exakt zum Ausdruck zu bringen. In der Regel ist es für Kinder ein Grundbedürfnis, sich im Bild auszudrücken. Kinder, die nicht malen, haben einen Grund dafür. Z.B. erleben sie zu Hause wenig, dass geschrieben und gemalt wird, sind motorisch unruhig oder ungeschickt und erleben sich dadurch im Vergleich zu anderen Kindern als wenig erfolgreich. Andere Kinder haben durch Wahrnehmungsstörungen nicht die Möglichkeit, das in Bildern auszudrücken, was sie sehen und empfinden. Dadurch geben sie das Malen wieder auf, weil sie selber unzufrieden mit ihren Werken sind. Wenn Ihr Kind das Malen vermeidet, sollten Sie unbedingt mit

Ihrem Kinderarzt darüber sprechen und gemeinsam nach Ursachen suchen.

1½ – 2 Jahre

Um das zweite Lebensjahr entdeckt ein Kind, dass ein Stift auf einem Untergrund eine sichtbare Spur hinterlässt. Diese unerwartete Entdeckung macht es unter Umständen auf der Tapete oder einem Möbelstück und zeigt stolz diese sichtbare Spur seines Tuns. Schimpfen Sie nicht übermäßig! Ihr Kind muss erst lernen, dass es nur auf dem Papier malen soll.
Über kreisende und pendelnde Bewegungen (Urknäuel) in alle Richtungen entsteht eine sichtbare Bewegungsspur, das heißt, das Kind setzt seine Bewegungen in etwas Sichtbares um.
Es probiert aus dem ganzen Arm heraus die Möglichkeiten eines Stiftes aus. Ab und zu haut es dabei mit ganzer Wucht den Stift auf das Papier und so entstehen Punkte und Löcher. Durch diese Kritzelerfahrung lernt das Kind, seine Bewegungsdynamik besser zu bremsen und zu steuern.
Den Stift hält es in der Regel mit der ganzen Faust und probiert, ob es mit der rechten oder linken Hand besser gelingt. Zunehmend führt es die Bewegungen mehr von Unterarm, der Hand und Fingern aus und es entstehen Striche und grobe Zickzackformen.

2 – 3 Jahre

Mit der zunehmenden differenzierten Bewegung entstehen kleinere Flächen und oftmals seitenweise Spiralformen. Den Stift hält das Kind jetzt immer mehr in den Fingerspitzen und bekommt zunehmend eine sicherere Stifthaltung.

Das Kind übt ausdauernd Kreise, bis es die Form beherrscht.

Aus der Spiralform entwickelt das Kind den Kreis, den es zunehmend genauer schließen kann. Auch hier entstehen ganze Blätter voller Kreise. Daran kann man erkennen, wie das Kind unbewusst so lange übt, bis es in der Form sicher wird. Diese gemalte runde Form steht lange Zeit für die Gesamtheit aller

Dinge: der Hund, die Sonne, die Eltern. Das Kind kann in diesem Alter noch nicht gegenständlich malen. Die Benennung seiner Kreise kann sich auch relativ schnell ändern, wenn z. B. jemand anders das Kind nach seiner Darstellung befragt. Kinder, die ältere Geschwister haben, benennen ihre Kreise teilweise früher, da sie dazu angeregt werden.

3 – 4 Jahre

Die ersten Kopf- oder Gliederfüßler entstehen.

Jetzt sollte Ihr Kind eine sichere Stifthaltung haben. Durch seine Vorerfahrungen kann es nun senkrechte und waagerechte Striche zu einem Kreuz zusammenfügen. Durch diese isolierte Strichführung malt es jetzt auch viereckige Formen, die zu Häusern, Fenstern und Türen werden. Aus der Kombination von Kreisen und Strichen entsteht um das 4. Lebensjahr der erste Kopf- oder Gliederfüßler. Diese Darstellung variiert stark von Kind zu Kind und von Bild zu Bild, da das so genannte Körperbild noch nicht gefestigt ist. Mitunter malt das Kind Einzelheiten wie Haare, Ohren oder Beine, die auf einem anderen Bild wieder fehlen. Wenn es Arme malt, sind sie oft am Kopf angesetzt. Wenn das Kind die Finger vom Arm als etwas Differenziertes erlebt, malt es sie mit unterschiedlicher Anzahl meist rechtwinklig zum Arm. Manche Kinder lassen die Arme oft weg. Das kann einerseits mit dem unsicheren Körperbild zusammenhängen, findet sich aber auch öfter bei Kindern, die sich als ungeschickt erleben.
In der Menschendarstellung malt das Kind bis zum Schuleintritt unbewusst sich selber, auch wenn es die Figur anders benennt, z. B. als Mama. Damit drückt es aus, welche Vorstellung es von sich selbst hat, das so genannte Körperbild.

4 – 5 Jahre

Ihr Kind malt jetzt immer mehr bekannte Dinge aus seiner Umgebung, z. B. einen Mensch, ein Haus oder die Sonne. Inzwischen kann es seine Stiftführung so gut steuern und bremsen,

dass es Flächen recht genau deckend und in der Begrenzung bleibend ausmalen kann.
Manche Kinder malen in diesem Alter noch alle Gegenstände über das ganze Blatt verteilt. Bei anderen wird der Bildaufbau mehr und mehr erkennbar. Das heißt, Dinge die auf dem Boden stehen, ordnen sich zunehmend in Richtung des unteren Bildrandes. Wenn ihr Kind bis zum 5. Lebensjahr noch alle Dinge auf dem Blatt verteilt oder sogar gedreht oder gekippt malt, sollten Sie dies mit Ihrem Kinderarzt besprechen, da dies ein Hinweis auf eine Wahrnehmungsstörung sein kann. Wenn es jetzt noch den Stift von einer Hand in die andere wechselt, sollte unbedingt die Handdominanz überprüft werden. Dies kann am besten durch ausgebildete Linkshänderberater/innen geschehen, die es in manchen ergotherapeutischen Praxen gibt.

5 – 6 Jahre

Um das 5. Lebensjahr herum malt das Kind die ersten Schrägen. Diese braucht es später zur Darstellung von Dächern und Kleidern.

Einzelheiten gewinnen an Bedeutung und lassen eine differenzierte Wahrnehmung erkennen.

In der Regel malt das Kind ein schmales, hohes Haus mit einem Schrägdach. Wenn es kein Schrägdach malt, ist davon auszugehen, dass es keine schrägen Linien malen kann. Dies bedeutet, dass es keine eindeutige Raumvorstellung von der Schrägen hat. So entstehen Hoch- oder Pilzhäuser. Bei den Hochhäusern versucht das Kind mit jedem Stockwerk erneut, ein Schrägdach zu malen.
In seinen Menschendarstellungen differenziert das Kind nun ansatzweise beide Geschlechter.
Es malt zunehmend Zickzacklinien, Kringel, Wellen und Farbmuster als Schmuckelemente und funktionelle Einzelheiten, zum Beispiel eine Türklinke. Die Voraussetzung für ein differenziertes Malen wie bei Mustern ist eine differenzierte Form- und Raumwahrnehmung über den ganzen Körper. Unbewusst erlebt das Kind schon beim Krabbeln Formen wie rund und

eckig und Raumdimensionen wie groß und klein. Zum Beispiel setzte es sich in eine eckige Kiste oder krabbelte durch eine runde Röhre.

Das Kind malt nun die so genannten Standlinienbilder.

Unten ist deutlich der Boden gemalt, oben der Himmel, meist mit einer Sonne. Dazwischen ist normalerweise eine freie Fläche. Für das Kind ist dort die Luft.

Tiere haben das Aussehen von liegenden oder fliegenden Menschen mir vier Füßen oder Flügeln.

Die Bilder werden immer differenzierter und detaillierter. Die Feinsteuerung von Hand und Fingern gelingt jetzt so gut, dass das Kind die Formen und Muster immer kleiner und exakter malen kann. Somit hat es die motorischen Voraussetzungen, um Schreiben zu lernen.

Das Kind setzt seine Erlebnisse in fantasievolle Bilder um.

Im Vorschulalter hat das Kind verstärkt das Bestreben, Situationen im Bild zu schildern und darzustellen. Nahezu erzählend werden Erlebnisse aus der Erinnerung zu Papier gebracht.

Unter Umständen sind auf diesen Erlebnisbildern die Details nicht so ausführlich dargestellt, da dem Kind die Erlebnisdarstellung wichtiger war.

Dabei taucht das Problem der Dreidimensionalität auf. Das Kind beginnt damit zu experimentieren. Teilweise malt es ein Gesicht von vorne und von der Seite gleichzeitig, zum Beispiel eine Nase in der Mitte und eine an der Seite des Gesichts. Oder es vereint in einem Bild die Aufsicht und Ansicht zusammen mit einem Röntgenbild.

Gemalte Personen werden sorgfältig angezogen, mit Schuhen, Schnürsenkeln und Schmuck versehen und räumlich dargestellt; das heißt Arme und Beine malt das Kind als eine Doppellinie.

Das Kind malt Frau und Mann deutlich unterschiedlich.

Zur Ausschmückung benutzt es kleine Muster wie Zacken, Wellen, Girlanden und Arkaden, die Grundformen der Schrift.

Zu beobachten ist dabei, dass Mädchen in der Regel farbenprächtiger und detaillierter malen als Jungen.

6 – 7 Jahre

Wenn das Kind in die Schule gekommen ist, verfeinert sich seine Fähigkeit zu malen. Durch das Schreibenlernen bekommt es Sicherheit in der exakten Formwiedergabe. Sehr fein dosierte, genaue Formen gelingen nun leicht. Auch fortlaufende Muster können schwungvoll und ohne viel Überlegung ausgeführt werden. So kann es sich zunehmend auf den Inhalt des Bildes einlassen.

Leider hören jetzt sehr viele Kinder auf zu malen. Dies geschieht vor allem, weil sie stark beansprucht sind und ihnen wenig freie Zeit bleibt. Zudem findet im Unterricht meist durch enge Vorgaben wenig Anregung zum kreativen, freien Malen statt. Die Kinder erleben dies, auch bedingt durch die Großgruppensituation, als Aufforderung zur Anpassung und ihr ganz persönlicher Malstil und der Mut, ihn zu pflegen, gehen verloren.

Mit dem Schulbesuch werden die Darstellungen zwar feiner und differenzierter, aber auch weniger fantasievoll.

Leider gibt es nur sehr wenige Angebote für Kinder, mit denen sie freies Gestalten und Malen ausbauen können, wie dies bei Sport und Musik üblich ist. So bleibt es Ihnen als Eltern überlassen, sich persönlich um diesen Bereich zu kümmern.

Da das Kinderbild Ausdruck davon ist, wie das Kind sich und seine Umwelt wahrnimmt und diese verarbeitet, können damit Entwicklungsauffälligkeiten und Wahrnehmungsstörungen erkannt werden. In jedem Fall sollten Sie mit Ihrem Kinderarzt darüber sprechen, wenn Ihr Kind hinter der beschriebenen Malentwicklung deutlich zurückbleibt oder überhaupt nicht malt. Da Malen ein natürliches Ausdrucksmittel des Kindes ist, sollte die Ursache dieser Malverzögerung oder -verweigerung unbedingt geklärt werden.

Zur Beurteilung eines Kindes müssen Sie immer mehrere Bilder, die an verschiedenen Tagen gemalt wurden, heranziehen. Denn aktuelle Ereignisse können Kinderbilder extrem beeinflussen. Durch die Größe, die Farbe und die Anordnung auf dem Blatt treten wichtige Dinge in den Vordergrund. Nebensächliches malt das Kind klein und oft wenig differenziert.

Die Farbwahl gibt Aufschluss über die seelische Verfassung des Kindes.

Ein vitales Kind wählt für seine Bilder meist leuchtende Farben wie Rot, Blau, Gelb oder Grün. Ein scheues, unsicheres und in sich gekehrtes Kind verwendet eher gedämpfte Farben wie hellblau, violett und braun.

Wenn die Bilder Ihres Kindes wiederholt dunkel wirken und es sehr viel Schwarz und Dunkelbraun verwendet, sollten Sie es aufmerksam beobachten. Diese Farbwahl kann ein Hinweis auf eine Erkrankung oder eine beginnende Depression sein.

Bewegungsauffälligkeiten und Wahrnehmungsstörungen: drei Fallbeispiele

Störungen der kindlichen Entwicklung sind Ausdruck von Verarbeitungsstörungen der Sinnessysteme. Sie äußern sich vorwiegend in Bewegungsauffälligkeiten und Wahrnehmungsstörungen. Zum besseren Verständnis und damit Sie sich betroffene Kinder besser vor Augen führen können, werden drei Kinder mit markanten Störungsbildern vorgestellt. Wir nennen sie Martin, Daniel und Philipp. Es sind konstruierte Fallbeispiele. In der Realität zeigen sich diese Störungen in den verschiedensten Kombinationen und Ausprägungsgraden. Einige Kinder zeigen auch nur einzelne Symptome der beschriebenen Störungsbilder. Diese drei Fallbeispiele und die Darstellung der Normalentwicklung sollen Ihnen den Vergleich mit Ihrem Kind ermöglichen.

Martin, ein bewegungsarmes und kraftloses Kind

0 – 6 Monate

Ein »pflegeleichtes« Kind hat manchmal gravierende motorische Probleme.

Martin ist auffallend ruhig und schläft sehr viel. Er schreit selten und scheint meist zufrieden zu sein.
Selbst wenn er wach ist, liegt er ruhig in seinem Bettchen und schaut umher. Martin strampelt und bewegt sich insgesamt wenig. Beim Trinken an der Brust ermüdet er rasch und schläft vor Anstrengung wieder ein, bevor er satt ist. Da er schnell wieder hungrig ist und es mit dem Stillen nicht so recht klappt, bekommt er nach vier Wochen Flaschennahrung.
Martin bevorzugt die Rückenlage und ist zufrieden, wenn er in der Kinderwippe liegt.
Er spielt kaum mit seinen Händen, da er sie nicht gegen die Schwerkraft über der Brust zusammenbringen kann. Arme und Beine liegen meist leicht angewinkelt neben dem Körper.
Martin hat in der Bauchlage Schwierigkeiten, den Kopf zu halten, lehnt sie deshalb ab und will wieder auf den Rücken gedreht werden.
Er möchte seine Umgebung sehen, kann aber seinen Kopf in Bauchlage nur kurz anheben. Das kostet ihn große Anstrengung. Sein Ellbogen-Unterarmstütz ist unsicher und schwach.

6 – 12 Monate

Die Verweigerung der Bauchlage verhindert die Aufrichtung.

Martin schläft im Vergleich zu Gleichaltrigen immer noch auffallend viel, weil er schnell erschöpft ist. Dadurch verschläft er viele Gelegenheiten, in denen er Erfahrungen mit sich und seiner Umwelt machen könnte.
Martin wird erst mit sieben Monaten auf dem Wickeltisch aktiv und kann sich nur mühsam von der Rücken- in die Bauchlage bewegen (spätes Drehen). Er lässt dabei seine Beine gestreckt und beugt sie nicht an. Nach wie vor bevorzugt er die Rückenlage, da er so ohne große Anstrengung seine Umgebung beobachten kann.

Martin bewegt sich insgesamt sehr wenig. Er wiederholt seine Bewegungen nur selten, sodass sie sich nicht automatisieren können.
Er zeigt wenig Interesse an Gegenständen und erfährt somit kaum etwas über die Form und die Beschaffenheit (eckig – rund, weich – hart) der verschiedenen Dinge.

1 Jahr

Erst mit zwölf Monaten beginnt Martin, kurze Strecken zu robben; er lässt sich lieber tragen. Er schreit oft so lange, bis ihm ein gewünschter Gegenstand gebracht wird, weil er die Erfahrung gemacht hat, dass es sehr mühsam ist, sich selber fortzubewegen.
Mit 15 Monaten ist sein Vierfüßlerstand endlich so stabil, dass er krabbelt und sich an Gegenständen zum Kniestand hochziehen kann.

Durch mangelnde Bewegung macht das Kind wenig Umwelterfahrungen.

1 – 1½ Jahre

Martins Bewegungen sind langsam und unsicher. Wenn er mit gestreckten Beinen auf dem Boden sitzt, ist sein Oberkörper zusammengesunken und sein Rücken rund. Martin kann nicht lange knien.
Zum Spielen setzt er sich deshalb zwischen seine Beine (so genannter Najadensitz).
Mit 20 Monaten ist sein Gleichgewicht endlich so stabil, dass er aufsteht und seine ersten Gehversuche an Möbeln entlang macht.

1½ – 2 Jahre

Martin läuft jetzt frei.
Sein Gangbild ist unsicher und wackelig. Er fällt häufig hin und stützt sich dabei nur schlecht ab. Es fällt ihm schwer, aus dem freien Stand in die Hocke zu gehen, da er die hierfür erforderliche Muskelspannung nicht aufbringen kann.

Wenn er ein Spielzeug aufheben will, tut er dies mit durchgedrückten Knien. Auf unebenem Boden, zum Beispiel im Garten, fällt Martin sehr oft hin. Ausgleichsbewegungen, die er braucht, um nicht aus dem Gleichgewicht zu kommen, erfolgen nicht schnell genug.
Beim Treppenlaufen muss er sich am Geländer oder an dem Erwachsenen festhalten. Er klettert wenig und ist dabei ängstlich.

2 – 2½ Jahre

Eltern sollten aufmerksam werden, wenn das Kind sich gern »bedienen« lässt und nicht alles selber machen will.

Martin spricht wenig und sehr leise. Seine Sprache klingt verwaschen und undeutlich. Vor allem Laute, die einen starken Mundschluss erfordern, wie m und p, gelingen ihm kaum.
Abends hilft er kaum beim Ausziehen und lässt dies lieber die Eltern machen. Er hat keinen Drang zur Selbstständigkeit; im Gegenteil: Martin lässt sich gerne bedienen.
Während die meisten Kinder sich jetzt in einer ausgeprägten Trotzphase befinden, erscheint er als lieb und angepasst. Dies ist für die Eltern zwar angenehm, für seine Persönlichkeitsentwicklung allerdings von großem Nachteil. Er bleibt »am Rockzipfel seiner Mama hängen«.
Beim Malen hält er den Stift in der gefausteten Hand und kritzelt kaum sichtbar mit wenig Druck.

2½ – 3 Jahre

Niedrige Muskelspannung führt oft zu Haltungsschwächen.

Martin benützt seine Fahrzeuge wie »Bobbycar« und Dreirad nicht gerne.
Er hat wenig eigene Spielideen und lässt sich von seiner Umgebung kaum anregen.
Er spielt vorwiegend im Sitzen an einem Ort (bewegungsarmes Spiel). Sein Spiel ist ruhig, und Martin wirkt dabei selbstversunken.
Martin hat stark ausgeprägte Knick- und Senkfüße und X-Beine. Im Stehen drückt er die Knie durch und hat ein starkes Hohlkreuz.

3 – 3½ Jahre

Martin rennt inzwischen 20 Meter, ohne hinzufallen. Seine Bewegungen sind dabei plump und tapsig.
Erst jetzt springt er von der letzten Treppenstufe mit beiden Beinen gleichzeitig hinunter. Von größeren Höhen fällt er beim Aufkommen in sich zusammen, da er die Körperspannung nicht halten kann.
Seine Sprache ist immer noch undeutlich und leise. Die Pulsivlaute k, p und t werden zu wenig artikuliert.
Sein Mundschluss ist so schwach entwickelt, dass ihm der Speichel oft aus dem Mund tropft.

3½ – 4 Jahre

Beim An- und Ausziehen muss sich Martin immer noch hinsetzen. Er fährt nur ungern mit dem Dreirad und spielt nicht gern draußen. Martin kann einen Ball nicht über dem Kopf in eine bestimmte Richtung werfen. Am liebsten spielt er im Sitzen mit seinen Bauklötzen oder schaut anderen Kindern zu.
Er ist den anderen Kindern in den meisten Bereichen unterlegen und bekommt dies nun auch deutlich von ihnen zu spüren. Sie finden ihn zu langsam und langweilig. Sein Erfahrungsschatz ist durch seine wenigen Bewegungswiederholungen gering und dadurch ist sein Spiel ideenarm.

Kinder, die sich wenig bewegen, geraten leicht in Isolation.

4 – 4½ Jahre

Martin geht nicht gern in den Kindergarten. Dort fällt er dadurch auf, dass er das Gruppengeschehen nicht überblickt. Er hält sich eher abseits und spielt lieber mit Jüngeren oder einem einzelnen Kind. In der Gruppe ist er unsicher und reagiert langsam. Beim Spiel im Freien fällt seine Unsicherheit in Bewegungsspielen und beim Klettern auf.
Seine Arm- und Beinbewegungen sind nicht gut koordiniert, und es scheint, als wäre er sich selber im Weg. Er greift beim Klettern nicht rechtzeitig nach und hat Schwierigkeiten, zum

Beispiel vom Klettergerüst auf die Rutschbahn umzusteigen. Da er sich als Kleinkind zu wenig bewegt hat, fehlen ihm grundlegende Bewegungserfahrungen. Er kann nur mit Halt am Geländer treppab gehen.

4½ – 5 Jahre

Martin mag nach wie vor keine Bewegungsspiele wie Fangen oder Ballspielen. Seine Reaktionen sind so langsam, dass ihm der Ball ins Gesicht fliegt.
Er kann nicht seitlich über ein Seil hüpfen, das auf dem Boden liegt. Martin spielt lieber sitzend im Sandkasten oder schaut Bücher an.
Seine Hände und Finger sind ungelenk und kraftlos. Beim Aufstützen mit den Händen benützt er nicht die ganze Handfläche. Um genügend Spannung aufzubauen, kommt er mit der Handfläche hoch und stützt sich nur auf den Fingern auf.
Er bastelt ungern; wenn er mit Buntstiften malt, sind seine Striche kaum zu erkennen. Deshalb malt er am liebsten mit Filzstiften. Seine Selbstdarstellung auf gemalten Bildern ist klein und wenig differenziert, da er ein schwaches Körper- und Selbstbewusstsein hat.

5 – 5½ Jahre

Mangelnde Körper- und Raumerfahrungen beeinträchtigen die Malentwicklung.

Martin kann nicht auf einem Bein stehen beziehungsweise ein oder zwei Hüpfer auf einem Bein machen.
Auch kann er nicht beidbeinig über ein kleines Kissen hüpfen und es fällt ihm schwer, ohne Halt auf einen Hocker zu steigen.
Beim Malen kann er keine differenzierten Muster nachmalen, da ihm die Grunderfahrung, vielfältige Körperbewegung und Raumerfahrung dazu fehlt.
Durch den Bewegungsmangel hat er Schwierigkeiten bei vielen feinmotorischen Verrichtungen.
Seine Stifthaltung wirkt verkrampft. Er umfasst den Stift mit Daumen, Zeige-, Mittel- und Ringfinger und er muss seine

Hand- und Fingergelenke steif machen, um den Stift halten und führen zu können. Sein Handgelenk kommt infolgedessen von der Unterlage hoch. Das feine Zusammenspiel der Handmuskeln und der richtig dosierte Krafteinsatz leiden darunter. Dadurch sind rhythmisches, fließendes Malen und Schreiben nicht möglich.

5½ – 6 Jahre

Martins Einschulung ist problematisch. Er ist entwicklungsverzögert. Seine Bewegungen, sein Denken und Handeln sind langsam und er wirkt verträumt. Am liebsten sitzt er zu Hause und hört Kassetten oder sieht fern.

Bewegungsauffällige Kinder sind oft auch in der intellektuellen Entwicklung verzögert.

6 – 7 Jahre

Martin entwickelt vorwiegend Interessen, die wenig Bewegung und Interaktion mit anderen Kindern erfordern. Er sammelt alle möglichen Dinge, möchte viel fernsehen oder am Computer spielen.

Er hat immer noch viel Mühe mit Bewegungsabläufen, die ein hohes Maß an Reaktion, Koordination, Rhythmus und Überblick verlangen, wie zum Beispiel Fußballspielen, Radfahren und Schwimmen.

Er kann keine rhythmischen und wechselnden Bewegungen wie Klatschspiele und den Hampelmannsprung ausführen. Nach wie vor bewegt er sich ungern, schwerfällig und ungelenk.

In der Schule hat Martin Probleme mit dem Schreiben. Seine Schreibbewegung geht von der Schulter aus. Dies geht nur langsam und führt zu rascher Ermüdung. Martin hat manchmal Schmerzen im Schulter-, Arm- und Nackenbereich.

Martins Muskelspannung (Tonus) ist niedrig. Dadurch wirkt er kraftlos und schlaff. Seine Bewegungsabläufe sind schwerfällig und plump.

Jede Bewegung kostet ihn sehr viel Anstrengung; deshalb vermeidet er Bewegung weitgehend und macht wenig Erfahrungen mit seinem Körper und seiner Umwelt. So kommt es bei Martin zu Entwicklungsverzögerungen.

Philipp, ein unruhiges, unkonzentriertes Kind

0 – 6 Monate

Philipp fällt schon früh durch hektische und chaotische Bewegungen auf.

Philipp ist ein unruhiges Baby, das sehr schwer einen regelmäßigen Wach-Schlaf-Rhythmus findet. Nahezu das leiseste Geräusch kann ihn wecken. Tagsüber sind seine Schlafphasen selten und kurz. Beim Trinken ist er sehr leicht ablenkbar und schaut bei jedem Geräusch sofort aufmerksam umher.
Beim Wickeln strampelt Philipp viel und wild und bewegt heftig seinen ganzen Körper. Früh kann er sich auf seine Unterarme stützen und den Kopf stabil halten.
Ebenso aufmerksam, wie er alles beobachtet, beginnt er sehr früh, mit seinen Händen zu spielen und nach Dingen zu greifen. Schon mit vier Monaten rollt er sich von der Bauch- in die Rückenlage. Da sein Körper kaum still liegt, wird der Wickeltisch schon jetzt für ihn zu einer Gefahrenquelle. Mit fünf Monaten dreht er sich auch von der Rücken- in die Bauchlage.

6 – 12 Monate

Philipp beginnt, sich durch das Zimmer zu rollen.
Mit sieben Monaten ist nichts mehr vor ihm sicher. Er übt den ganzen Tag mit seinem Körper: stützt, stemmt, strampelt und greift und ärgert sich sehr schnell, wenn etwas nicht so gelingt, wie er will (Bewegungsunruhe). Alle Dinge seiner Umgebung wecken sofort seine Neugier. Er will alles be-greifen.
Philipp beschäftigt sich jedoch nie lange mit einem Gegenstand, da sogleich ein anderer seine Aufmerksamkeit erregt. Er spielt chaotisch, nimmt alles in die Hand, zieht alles heraus, beschäftigt sich allerdings nicht ausführlich mit einem Gegenstand. So bleiben die Erfahrungen oberflächlich und ungeordnet.

Philipp lautiert viel und probiert, mit seiner Stimme verschiedene Geräusche und Lautstärken zu erzeugen.
Er lernt rasch den Vierfüßlerstand und krabbeln.
Schnell entdeckt er, dass die Welt über ihm weitergeht: Er zieht sich überall hoch.
Sein Gleichgewicht ist allerdings noch wenig stabil und er fällt sehr oft um und stößt sich häufig. Dies kann ihn in seinen Aktivitäten aber nicht bremsen.
Dennoch scheint Philipp nicht zu lernen, seine Bewegungen feiner zu dosieren und vorsichtiger zu handeln.
Obwohl Philipp sich oft wehtut, scheint er keinen Schmerz zu spüren. Es ist kaum möglich, ihn zu beaufsichtigen, da er ständig in Bewegung ist und einen Gegenstand nach dem anderen untersucht.
Obwohl Philipp erst unsicher frei stehen kann, beginnt er zu laufen.

Durch schnell wechselnde Beschäftigungen kommt es nur zu sehr oberflächlichen Sinneswahrnehmungen.

1 Jahr

Alle Dinge und Geräusche in seiner Umgebung interessieren ihn nur für einen sehr kurzen Moment. Er ergreift alles, was er erreichen kann. Allerdings beschäftigt Philipp sich nur kurz mit dem Gegenstand und lässt ihn gleich wieder fallen, um den nächsten zu ergreifen.
Kleine Krümel oder Fäden, die für ihn mühsam aufzuheben sind, interessieren ihn nicht. Alles muss groß, schnell und laut sein.
Er wiederholt selten bestimmte Handlungen, wie zum Beispiel Dinge ineinander stecken oder aufeinander stellen. Dadurch erreicht Philipp keine Sicherheit in seinen Handlungen.
Alle Sinneseindrücke werden nur lückenhaft oder sehr ungenau aufgenommen.

1 – 1½ Jahre

Philipp kann schon gut in die Hocke gehen, um einen Gegenstand vom Boden aufzuheben.

Die mangelnde Wiederholung von Tätigkeiten verhindert die Handlungsplanung.

Er klettert immer häufiger auf Möbel und steigt die ersten Treppenstufen hinauf. Dabei ist er zu wenig umsichtig, sodass die Treppe mit einem Gitter abgesperrt werden muss.
Philipp spricht sinnbezogene einzelne Worte wie wau-wau und ham-ham. Er hat ein recht gutes Sprachverständnis.
Während gleichaltrige Kinder schon ganz vertieft spielen können, wirkt Philipps Spiel oberflächlich und unkonzentriert. So erfährt er kaum etwas über die Funktion und Beschaffenheit von Gegenständen.
Philipp kritzelt mit Stiften, schaut aber nicht auf die Spur, die der Stift hinterlässt. Bilderbücher schlägt er auf und lässt sie ohne weiteres Betrachten gleich wieder liegen. Sein Spiel ist laut und ungestüm. Am liebsten klopft oder hämmert er auf Gegenständen herum.

1½ – 2 Jahre

Philipp will alles selber machen und ärgert sich, wenn etwas nicht gelingt. Er wird leicht zornig. Insgesamt sind seine Gefühle heftig und wechseln rasch.
Er begleitet alle seine Handlungen mit lauten Geräuschen. Seine Sprache klingt überstürzt und verhaspelt.

2 – 2½ Jahre

Philipp ist in allen seinen Tätigkeiten extrem ablenkbar. Jedes Geräusch und jede Bewegung in seiner Umgebung bringen ihn von seinem Spiel ab. Er verharrt nie länger als einen Augenblick in einer Position oder einer Tätigkeit.
Beim Malen übt er so viel Druck aus, dass das Papier oft zerreißt. Er kritzelt ungestüm und ungesteuert kreuz und quer über das Blatt und darüber hinaus.

2½ – 3 Jahre

Philipp kann sich, wenn er die Konzentration aufbringt, selber ausziehen.

Wenn dies aber nicht sofort gelingt, schreit er wütend auf und reißt an seinen Kleidern herum. Seine Frustrationstoleranz ist insgesamt sehr niedrig. Er spürt, dass ihm vieles misslingt, und ist darüber sauer.

Ungestüme Kinder haben fast immer auch Probleme mit der Konzentration.

3 – 3½ Jahre

Philipp spielt am liebsten im Freien. Er rennt viel herum und klettert überall hinauf. Selbst von beängstigenden Höhen springt er mit Vorliebe herunter.

Meist hat er offene Knie, scheint aber Schmerz und Tränen nicht zu kennen. Durch seine große Unruhe und Toberei verausgabt sich Philipp bis zur Erschöpfung. Mitunter lässt er sich für fünf bis zehn Minuten einfach fallen, da er völlig erschöpft ist. Mit Spielsachen beschäftigt er sich nie intensiv. Meist werden sie in der Gegend herumgeworfen und gehen schnell kaputt.

3½ – 4 Jahre

Im Kindergarten ist Philipp schwer in die Gruppe und die Gruppenaktivitäten wie Singkreis und gemeinschaftliches Frühstück zu integrieren. Seine Spiele wirken chaotisch und sind laut (Kindergartenprobleme).

Er nimmt im Spiel wenig Rücksicht auf andere Kinder und ist grob zu ihnen, ohne dies selbst recht zu merken: Wenn er sie in den Arm nimmt, tut es ihnen schon weh.

Er ist im Bereich des Tastsinns unterempfindlich und spürt dadurch wenig von seinem eigenen Körper. Deshalb ist er auch unsanft im Umgang mit anderen. Wo Philipp auftaucht, entsteht innerhalb kürzester Zeit Streit. So kommt es, dass viele Kinder ihn ablehnen. Seine Aktivitäten kann er nicht mit anderen Kindern abstimmen. Durch Rangelei und Schlägerei versucht er immer wieder, sich einzubringen.

Unterempfindlichkeit im Tastsinn wirkt teilweise wie Grobheit.

Philipp kann kaum stillsitzen. Er rutscht von einer Pobacke auf die andere und kippelt mit dem Stuhl. Mitunter ist er so unruhig, dass er sogar vom Stuhl fällt. Tage, an denen er nicht hinaus kann, sind für alle Beteiligten schwer auszuhalten. Philipp ist dann überspannt, tobt und schreit viel und ärgert sich noch schneller als sonst.

4 – 4½ Jahre

Im Kindergarten fällt auf, dass Philipp vorgelesenen Geschichten nicht zuhören kann. Aufgaben erfasst er fast immer nur bruchstückhaft und meist rennt er schon los, bevor der letzte Satz beendet ist.
Im Spiel sucht er sich immer die Rolle des Stärksten: Löwe oder Polizist. Er neigt zur Angeberei und tut, als ob er alles kann. Bei genauerem Überprüfen stellt sich dies allerdings oft als falsch heraus. Anforderungen geht Philipp aus dem Weg und kommentiert sie: »Das ist mir zu langweilig!« Jedes Spiel wird bei der kleinsten Ablenkung sofort unterbrochen und anschließend nicht wieder aufgenommen.
Philipps gemalte Bilder wirken chaotisch. Formen sind nicht geschlossen und nicht klar zu erkennen. Meist malt er alles übereinander und das Blatt ist ihm oft zu klein.

4½ – 5 Jahre

Philipp akzeptiert kaum feste Regeln. Er tobt lieber ungebremst herum, klettert überall hoch und springt wieder herunter.
In einer Turnhalle mit glattem Fußboden nimmt er Anlauf, lässt sich mit Wucht fallen und liebt es, auf den Knien über den Boden zu schlittern. Mitunter rennt er auf die aufgestellte Weichbodenmatte zu und springt wiederholt mit aller Kraft dagegen. Durch diese starke Stimulation versucht er, seinen Körper besser zu spüren.

Durch Konzentrationsprobleme gehen viele Zusammenhänge und Abläufe verloren.

5 – 5½ Jahre

Philipp hat große Schwierigkeiten, sich Handlungsfolgen zu merken. Schon morgens beim Anziehen überlegt er nie lange, sondern schreit gleich: »Und was kommt jetzt?«

Wenn man Philipp nach dem Hergang einer vorgelesenen Geschichte oder einer gemeinsamen Unternehmung fragt, kann er diese kaum wiedergeben.
In seinen wenigen Bildern stellt er keine Erlebnisse dar, sondern malt lieber einzelne Dinge, die ihm gerade in den Sinn kommen (Konzentrationsprobleme).
Wenn er im Kindergarten mit den anderen Kindern zusammen basteln soll, wird er ganz kribbelig und muss zwischendurch aufspringen und herumschreien. Danach kann er sich kurz wieder auf seine Arbeit konzentrieren.
Er kann nicht an einer Linie entlangschneiden und hasst genaues, sorgfältiges Arbeiten wie Papierfalten und Malbücher ausmalen.

5½ – 6 Jahre

Philipp kann keine Schleife binden. Da er nur ungenau spürt, was seine Hände tun und er sich den Handlungsablauf nicht merken kann, hat er Schwierigkeiten, dies zu lernen. Er versteht es, andere Kinder für diese Arbeit zu finden.
Philipp kann sich maximal zehn bis 15 Minuten auf eine Tätigkeit konzentrieren und hat keine Ausdauer, um misslungene Handlungen zu wiederholen. Beim Malen übt er so großen Druck aus, dass das Papier immer wieder zerreißt, und selbst die größten Blätter sind ihm meist für seine riesigen Darstellungen zu klein.
Philipp malt keine geschlossenen Kreise, da er zu viel Schwung nimmt und nicht rechtzeitig abbremsen kann. Quadrate und Dreiecke sind als Formen nicht deutlich zu erkennen. Die Ecken rundet er großzügig ab. Philipp ist entwicklungsverzögert. Seine Einschulung ist problematisch.

Unruhigen Kindern fällt feinmotorisches Arbeiten schwer.

6 – 6½ Jahre

Philipp sieht nicht gerne fern. Dies erscheint im ersten Moment positiv, da der Kampf um die erlaubten Fernsehsendungen ent-

fällt. In seinem Fall ist die Unlust aber darauf zurückzuführen, dass er sich nicht auf die Handlung konzentrieren kann und Schwierigkeiten hat, den Inhalt der Sendung zu erfassen. So wird er spätestens nach zehn Minuten zappelig und findet die Sendung langweilig.
Der Konzentrationsmangel wird auch beim Vorlesen einer Geschichte deutlich.
Es ist schwierig, Philipp zum Einkaufen zu schicken, da er sich selbst kleine Aufträge nicht merken kann (Selbstständigkeit).

Die hohe Ablenkbarkeit führt zu Schwierigkeiten in der Schule.

6½ –7 Jahre

Philipp wird eingeschult und hat große Probleme, den Alltag in der Schule zu bewältigen. Er lässt sich schnell durch die anderen Kinder und sonstige Außenreize ablenken.
Die langen Unterrichtseinheiten und das Stillsitzen sind für ihn eine einzige Qual.
An Tagen, an denen Philipp Sportunterricht hat, kann er sich etwas besser konzentrieren, da er einen Teil seines extremen Bewegungsdranges ausleben konnte.
Da Philipp keine längeren Konzentrationsleistungen erbringen kann, flüchtet er in störende Verhaltensweisen. Er muss oft auf die Toilette gehen, lässt Dinge fallen, um sie wieder aufzuheben, kramt in seiner Schultasche, schwätzt häufig und ärgert immer wieder seine Mitschüler. Dadurch gerät Philipp leicht in eine Außenseiterposition.
Philipp ist sehr unruhig. Umweltreize überfluten ihn. Die Trennung in wichtige und unwichtige Reize durch das Gehirn findet bei ihm nicht in ausreichendem Maße statt.
Sein Tastsinn ist unterempfindlich, das heißt, Berührungsreize werden nur in sehr schwachem Maße aufgenommen und an das Gehirn weitergeleitet.
Seine Bewegungen sind chaotisch, hektisch und schnell. Die Feindosierung der Bewegungen und der sensible Umgang mit Menschen und Materialien fallen ihm schwer.

Daniel, ein gegen Berührung und Bewegt-Werden überempfindliches Kind

0 – 6 Monate

Wenn Daniel gedreht oder schnell aufgenommen wird, fängt er sofort an zu schreien. Lageveränderungen irritieren und ängstigen ihn. In der Bauchlage fällt auf, dass seine Kopfkontrolle schlecht ist.

Eine Irritation durch Berührungs- und Bewegungsreize beeinträchtigt den Erwerb von Erfahrungen.

6 – 12 Monate

Daniel ergreift Gegenstände ungern und steckt sie in den seltensten Fällen in den Mund. Somit macht er zu wenig Materialerfahrung mit Händen und Mund. Tasterfahrungen sind in diesem Alter von entscheidender Bedeutung für die sinnliche Wahrnehmung. Alle Säuglinge und Kleinkinder lernen über dieses »Be-greifen«, die Umwelt zu entdecken.
Es ist schwierig, Daniel anzuziehen. Viele seiner Kleidungsstücke sind für ihn eine Qual. Mützen sind ihm lästig; er zieht sie sich grundsätzlich vom Kopf. Daniel wird missmutig, wenn ihn ein Kleidungsstück beengt. Wenn er Wollkleidung trägt, kratzt er an sich herum. Er verträgt sie überhaupt nicht und muss auch im Winter in Baumwolle gekleidet werden (Berührungsüberempfindlichkeit).
Nachdem er gewickelt ist, liegt er am liebsten in der Kinderwippe oder in seinem Bettchen. Er lässt sich nicht gerne tragen und dreht sich beim Schmusen weg.
Auf Bewegungsspiele wie zum Beispiel »Hoppe-Hoppe-Reiter« oder »Ri-ra-rutsch, wir fahren mit der Kutsch« reagiert er mit ängstlichem Geschrei (Bewegungsüberempfindlichkeit).
Dadurch, dass Daniel so viele Lernmöglichkeiten vermeidet, kommt es zu einem Entwicklungsrückstand. Es ist wichtig, dass dieser früh erkannt wird und dass Daniel einer geeigneten Therapie zugeführt wird, da Entwicklungsrückstände im frühen Kindesalter am leichtesten aufzuholen sind.

1 Jahr

Daniel bewegt sich selber sehr wenig. Er dreht sich kaum von einer Seite auf die andere und robbt nur selten zu einem Spielzeug hin, obwohl er robben kann. In der Regel schreit er so lange, bis ihm das gewünschte Spielzeug gebracht wird. Er spielt viel im Sitzen und verändert seine Position nur wenig. Daniel beginnt erst jetzt langsam und übervorsichtig zu krabbeln. Er legt nur die Faust und nicht die ganze Handfläche auf dem Boden auf. Die Berührung des Bodens mit der empfindlichen Handinnenfläche ist ihm sichtlich unangenehm.

1 – 1½ Jahre

Eine Überempfindlichkeit im Gleichgewichtssinn verhindert Bewegung.

Es ist schwierig, auf Daniel richtig einzugehen. Er bewegt sich selber nicht gerne, will aber andererseits nicht getragen werden und dennoch am Ort des Geschehens sein. Die Irritation durch Bewegung ist für sein Gleichgewichtssystem so gravierend, dass er Bewegungen weitgehend vermeidet.

1½ – 2 Jahre

Sehr langsam und vorsichtig zieht sich Daniel an Möbeln hoch und beginnt, daran entlangzulaufen (spätes Laufen).

2 – 2½ Jahre

Erst jetzt läuft Daniel frei. Er fällt oft hin, da er Unebenheiten nicht richtig erkennen und einschätzen kann.
Daniel stützt sich dabei nicht ausreichend ab; seine Bewegungsplanung ist nicht gut entwickelt, da er durch seine Bewegungsvermeidung zu wenig Erfahrung sammeln konnte.
Daniel spielt nicht gern im Sandkasten. Sobald seine Hände schmutzig sind, will er sie waschen, während normalerweise die meisten Kinder in diesem Alter es lieben, im Dreck zu matschen (taktile Überempfindlichkeit).
Knuddeln, streicheln oder sonstige liebevolle Körperberührungen empfindet er als unangenehm und wehrt sich dagegen.

2½ – 3 Jahre

Mangelnde Bewegungserfahrung macht ungeschickt.

Daniel hat Schwierigkeiten, Tischhöhen richtig einzuschätzen. Wenn er unter dem Tisch aufsteht, stößt er sich häufig den Kopf. Ebenso kann er nicht abschätzen, ob er unter einem Stuhl oder einem Bett durchpasst.
Wenn er am Bordstein entlang läuft, tritt er immer wieder auf die Straße, da er die räumliche Tiefe nicht erkennen kann.
Daniel klettert kaum auf Möbel oder Spielgeräte und ängstigt sich vor Schaukeln und Rutschbahnen. Jede Beschleunigung oder schnelles Bewegt-Werden sind für ihn unangenehm.
Im Auto wird es ihm, auch auf kleinen Strecken, leicht übel und nach längeren Fahrten ist es ihm schwindelig.
Daniel probiert immer wieder, auf seinem Dreirad zu fahren. Es ist ihm aber kaum möglich, gleichzeitig zu treten, zu lenken und zu schauen (Koordinationsstörungen).
Er ist mit seinem Wollen und Können immer wieder im Zwiespalt. Wenn er irgendwo hochklettert, bekommt er Angst und schreit. Sobald ihm heruntergeholfen wird, ist er wütend, da er sein Unvermögen spürt.

3 – 3½ Jahre

Im Spiel mit anderen Kindern ist Daniel sehr unsicher. Er kann ihre Handlungsweisen nur sehr schlecht einschätzen. Deshalb spielt er lieber allein oder in der Nähe seiner Eltern.
Er ist extremen Stimmungsschwankungen unterworfen und scheint aus dem Trotzalter kaum herauszukommen. Kleinigkeiten bringen ihn in große Wut oder zur Verzweiflung. In solchen Situationen ist er fast untröstlich.

3½ – 4 Jahre

Daniel geht ungern in den Kindergarten. Die anderen Kinder sind ihm zu laut und zu wild. Er kann ihre Spiele nicht überschauen. Durch die vielen Reize ermüdet er rasch.
Er malt gerne und benennt dabei alle seine Darstellungen.

Das Gemalte ist aber für den Betrachter kaum zu erkennen und chaotisch über das Blatt verteilt.
Daniels Sprache ist holprig und unrhythmisch. Er vertauscht Buchstaben im Wort und Wörter im Satz, da er sich die Reihenfolge nicht merken kann. Beim Erfassen der Handlungsreihenfolge bei alltäglichen Verrichtungen hat er Schwierigkeiten.
Er weiß zum Beispiel nicht, ob zuerst die Unterhose, die Strumpfhose oder die Hose angezogen wird (Selbstständigkeit).

4 – 4½ Jahre

Zu wenig Übung hat eine mangelnde Bewegungsplanung zur Folge.

Daniel hat große Schwierigkeiten in der Planung seiner Bewegungen. Er kann zum Beispiel hilflos auf der Leiter einer Rutschbahn stehen bleiben, weil er keine Idee hat, wie er von dort auf die Rutschfläche kommen soll. Dies ist die Folge seiner generellen Bewegungsvermeidung.
Daniel kann sich nicht selber anziehen. Er weiß die Reihenfolge der Kleidungsstücke nicht und erkennt nicht, wo vorne und hinten ist. Dadurch hat er Schwierigkeiten, am Pullover Ärmel und Ausschnitt zu finden. Meist verdreht er seine Schuhe.
Wenn er sich im Dunkeln oder rückwärts bewegen muss, das heißt, ohne etwas sehen zu können, kann er sich nicht im Raum orientieren, was für seine gleichaltrigen Freunde kein Problem ist (braucht optische Kontrolle).
Bei fast jeder Handlung muss Daniel mit der Enttäuschung fertig werden, dass zum Beispiel sein Legohaus völlig anders wird, als er sich dies vorgestellt hat. Wie auch beim Malen hat er beim Bauen Schwierigkeiten, eine gedachte oder gesehene Form umzusetzen. Er sieht die Unterschiede, kann sie aber nicht korrigieren. So passiert es immer wieder, dass er wütend seine Arbeit zerstört und die Teile durch den Raum fliegen.
Beim Malen hat Daniel große Schwierigkeiten. Seine Männchen fliegen irgendwo auf dem Blatt herum und der Körper der Männchen ist völlig falsch zusammengesetzt. Genauso ordnungslos ist seine innere Vorstellung von seinem Körper, das so genannte

Körperschema. Im Kindergarten kann er sich kaum die Reime und Lieder merken, die in der Gruppe geübt werden (herabgesetzte Merkfähigkeit).
Er kann auch nicht den Takt dazu klatschen oder sich im Rhythmus einer Trommel bewegen.

Beim Malen zeigt sich die bruchstückhafte Körper- und Raumerfahrung.

5 – 5½ Jahre

Daniel kann nicht mehrmals hintereinander seitlich über ein Seil hin- und herspringen. Er hat offensichtlich keine sichere Vorstellung von der Richtung, in die er hüpfen soll (Richtungslabilität). Auch beim Ballspiel hat er Schwierigkeiten: Er überblickt das Spielgeschehen nicht und kann seine Bewegungen nicht entsprechend anpassen.

5½ – 6 Jahre

Daniel kann sich immer noch nicht allein anziehen, verdreht seine Schuhe und findet kaum in die Jacke hinein.
Er kann sich nur schwer räumlich orientieren und findet Wege nur, nachdem er sie sehr oft gegangen ist (Orientierungsprobleme). Im Supermarkt findet er sich überhaupt nicht zurecht; das Warenangebot ist ihm zu unübersichtlich und er verirrt sich in den Regalreihen. So kann er selbst kleinere Einkäufe nicht erledigen.
Es ist ihm fast nicht möglich, komplexe verbale Aufforderungen umzusetzen, zum Beispiel: »Rutsch so auf dem Bauch die Rutschbahn herunter, dass deine Füße zuerst unten ankommen« (Sprachverständnis-Schwierigkeiten). Während er überlegt, wo sein Bauch ist und wie er sich darauf legen kann, hat er den Rest des Satzes schon wieder vergessen. Ebenso wenig kann er vorgemachte Bewegungen oder Tätigkeiten nachmachen. Er hat keine Vorstellung davon, wie er sie mit seinem Körper umsetzen soll. Er probiert es, aber es kommt etwas ganz anderes dabei heraus. Im Eltern-Kind-Turnen fällt dies deutlich auf.

Durch seine starken emotionalen Schwankungen, seine großen Handlungs- und Orientierungsschwierigkeiten ist Daniel entwicklungsverzögert. Seine Einschulung ist problematischt.

6 – 6½ Jahre

Auffällig ist es, wenn komplexe Koordinationsbewegungen kaum ausgeführt werden können.

Daniel lernt sehr schwer Fahrrad fahren. Er kann nicht gleichzeitig die Balance halten, treten, lenken und schauen. Vom Hampelmannsprung kann er entweder mit den Füßen in den Grätschsprung hüpfen oder aber die Hände über dem Kopf zusammenschlagen. Beides zusammen ist ihm nicht möglich (Koordinationsstörungen).

6½ – 7 Jahre

In der Schule lernt Daniel das Schreiben nur schwer. Zusätzlich muss er in der Ergotherapie die Grundformen der Schrift auf unterschiedliche Weise über den Körper erfahren. Daniel muss die Form nachlaufen, nachbauen, nachfahren, ertasten oder mit Handführung großräumig malen. So erhält er eine innere Vorstellung von ihr. Daniel hat Schwierigkeiten, Wörter von der Tafel in sein Heft zu übertragen. Oft merkt er, dass sein abgeschriebenes Wort anders aussieht, kann den Fehler aber nicht finden und entsprechend korrigieren.
Beim Rechnen kann er sich auch kleine Mengen nicht vorstellen und muss lange alle Rechenprozesse an den Fingern abzählen (Rechenschwäche).
Daniel hat in der Schule vielfältige Probleme und geht nicht gerne hin. Die Hausaufgaben sind für ihn eine Quälerei und er braucht bei allen Aufgaben Hilfe und geduldige Unterstützung.
Daniel reagiert auf Berührungs- und Bewegungsreize überempfindlich. Sein Gehirn ist nicht in der Lage, Umweltreize richtig zu verarbeiten und zu integrieren. Die Reize irritieren ihn und er reagiert ängstlich und mit einer allgemeinen Vermeidungshaltung. Dadurch sind seine Lernmöglichkeiten eingeschränkt und seine Entwicklung ist verzögert.

Was ist Wahrnehmung?

Bewegungsauffälligkeiten und Wahrnehmungsstörungen haben vielschichtige mögliche Ursachen und beeinflussen sich gegenseitig. Damit Eltern ihr betroffenes Kind besser verstehen können, ist es wichtig, über die Zusammenhänge informiert zu sein und die Fachbegriffe genau zu kennen.

Perzeption und sensorische Integration

Zentral für die Wahrnehmung ist die unverfälschte Aufnahme von Sinnesreizen aus der Umgebung und deren korrekte Verarbeitung.

Wahrnehmung wird auch mit dem lateinischen Begriff Perzeption oder als sensorische Integration bezeichnet. Sensorische Integration bedeutet, dass die Gesamtheit aller sinnlichen Eindrücke zu einer Ganzheit verknüpft werden. Die Wahrnehmung eines Menschen ist die Aufnahme von Reizen aus der Umwelt und aus seinem Körper, deren Weiterleitung zum Gehirn und deren Verarbeitung. Die Reize werden über sieben verschiedene Sinnessysteme aufgenommen und zum Gehirn weitergeleitet. Dort werden die Informationen verarbeitet.

Nahsinne

Die Sinnessysteme werden in Nah- und Fernsinne unterteilt: Bei den Nahsinnen besteht der unmittelbare Kontakt des Körpers mit der Reizquelle.
So muss zum Beispiel eine Hand meine Haut berühren, damit ich sie spüre, und ich muss etwas in den Mund nehmen, um den Gegenstand schmecken und seine Oberfläche erfahren zu können.

Zu den Nahsinnen gehören:

- Der Tastsinn der Haut, der auch als Oberflächensensibilität oder taktiles System bezeichnet wird.
- Der Gleichgewichtssinn im Labyrinth des Innenohrs, der auch als vestibuläres System bezeichnet wird.
- Der Bewegungssinn der Muskeln, Sehnen und Gelenke, der auch als Tiefensensibilität oder als propriozeptives bzw. kinästhetisches System bezeichnet wird.
- Der Geschmackssinn der Zunge und des Gaumens, der auch als gustatorisches System bezeichnet wird.

Fernsinne

Bei den Fernsinnen ist die Reizquelle vom Körper entfernt und wird dennoch wahrgenommen. Zum Beispiel sehe ich mit den Augen einen Vogel hoch über mir.

Gut integrierte Nahsinne sind die Grundlage für eine optimale Entwicklung der Fernsinne.

Zu den Fernsinnen gehören:

- Der Sehsinn der Augen, der auch als visuelles System bezeichnet wird.
- Der Hörsinn in der Hörschnecke des Innenohrs, der auch als akustisches oder auditives System bezeichnet wird.
- Der Geruchssinn der Nase, der auch als olfaktorisches System bezeichnet wird.

Die Verarbeitung aller Sinneseindrücke findet in verschiedenen Zentren des Gehirns statt. Nur ein sehr geringer Teil davon gelangt uns zu Bewusstsein. Über 99 % aller Sinneseindrücke, die wir aufnehmen, werden abgeblockt und bleiben daher auch unbewusst.
Die Auswahl, das heißt, welche Reize bewusst wahrgenommen werden, ist individuell sehr unterschiedlich. Neue Reize werden mit bisherigen Erfahrungen mit der Umwelt und der Eigenwahrnehmung verglichen, eingeordnet und gespeichert. Jeder Mensch, auch schon das Neugeborene, das bereits im Mutterleib Erfahrungen machte, kann an diese Vorerfahrungen neue Informationen anknüpfen.
Für die Aufnahme von Sinnesreizen ist somit die Menge der gespeicherten Vorerfahrungen wichtig, an die neue Informationen angeknüpft werden können. Sind diese Vorerfahrungen vielseitig, können auch vielseitige Verbindungen hergestellt werden. Zusätzlich sind der Wach- und Aufmerksamkeitsgrad, die Erwartungshaltung, Emotionen und die Motivation sowie die Intensität des Reizes für dessen Aufnahme ausschlaggebend. Erwartete Reize werden schneller aufgenommen als unerwartete und positive besser als negative.

Lernen

Spaß haben ist der Inbegriff für gutes Lernen!

Permanent gilt es, Wichtiges von Unwichtigem zu trennen und die Konzentration auf relevante Dinge zu lenken. Nur dadurch sind Lernen und angepasstes Reagieren überhaupt möglich.

Hyperaktive Kinder

Kinder, die diese Trennung nicht ausreichend durchführen können, also aufgenommene Sinnesreize zu wenig abblocken und filtern können, sind oft hyperaktiv. Sie sind von den verschiedenen Sinnesreizen überflutet und wirken dadurch unkonzentriert. Ihre Aufmerksamkeit springt von einer Reizquelle zur nächsten, und sie haben Schwierigkeiten, sich länger mit einer Sache zu beschäftigen.

Somit können sie verschiedene Sinnesqualitäten nur unzureichend erfahren, aufnehmen und verarbeiten. Dadurch fehlt eine ausreichende Wiederholung, damit Erfahrenes behalten werden kann und sich Bewegungsabläufe automatisieren können.

Automatisierung

Erst wenn ein Vorgang automatisch beherrscht wird, kann sich die Aufmerksamkeit wieder anderem zuwenden.

Wenn ein Kind zum Beispiel lernt Rad zu fahren, ist seine gesamte Aufmerksamkeit auf diese Bewegungskoordination gerichtet. Es hört und sieht währenddessen seine Umgebung viel zu wenig, da sein Gehirn diese Sinnesinformationen abblockt. Erst wenn sich seine Bewegungen durch ständiges Wiederholen automatisiert haben, kann es seiner Umgebung mehr Aufmerksamkeit schenken und wieder auf den Verkehr achten.

Informationsverknüpfung

Ein Neugeborenes kann Wahrnehmungen aus verschiedenen Sinnessystemen noch nicht koordinieren. Es greift nicht bewusst nach der Brust, an der es saugt, und sieht einen ergriffenen Gegenstand nicht gezielt an.

Erst mit drei bis vier Monaten kann ein Kind Informationen aus verschiedenen Sinneskanälen, zum Beispiel Sehen, Hören und Berühren, miteinander in Verbindung bringen. Beim Stillen ergreift es die Brust, an der es trinkt, und betrachtet und befühlt aufmerksam alles Ergriffene. Mit acht bis neun Monaten entwickelt das Kind die Fähigkeit, eine zeitliche Abfolge und räumliche Beziehungen verschiedener Reizinformationen zu erkennen, zu behalten und in Handlung umzusetzen. Zum Beispiel hält es in beiden Händen Bauklötze und schlägt diese aneinander. Das Kind stellt die Verbindung zwischen den Klötzen in seinen Händen und dem Geräusch her, das es erzeugt hat. Erst dadurch kann es diese Handlung bewusst wiederholen.

Intelligenz

Besonders die Informationen aus dem Tast-, Bewegungs- und Gleichgewichtssinn in den ersten sieben Lebensjahren des Kindes sind von fundamentaler Bedeutung für die Entwicklung seiner Handlungsfähigkeit und Intelligenz. Sie sind zudem die Basis für ein gesundes emotionales Gleichgewicht und Selbstbewusstsein des Kindes.

Die Erfahrungen der ersten sieben Lebensjahre sind für die Intelligenz entscheidend.

Zuneigung

Zur optimalen Entwicklung sollte ein Kind vielfältigste Erfahrungen über alle Sinne machen können. Es braucht Zuneigung wie Schmusen und Knuddeln genauso wie Matschen, Toben, Klettern und Rennen, um ein liebevoller, lebensbejahender, interessierter und geschickter Mensch zu werden.

Reizarmut

Das Kind, das in einer reizarmen Umgebung aufwächst, in der es wenig berührt wird, wenig spielt und sich wenig bewegen kann, entwickelt keine altersentsprechenden motorischen, emotionalen und geistigen Fähigkeiten. Eine reizarme Umgebung findet sich häufig in Heimen, Krankenhäusern oder in Familien, die die normale kindliche Neugier und den Bewegungsdrang nicht ausreichend befriedigen können oder in der viele Verbote bestehen. Diese Kinder stehen in ihrer Entwicklung deutlich sichtbar hinter ihren Altersgenossen zurück.

Was ist eine Wahrnehmungsstörung?

Eine Vielzahl biologischer Abläufe muss reibungslos zusammenspielen, damit Wahrnehmung ungestört erfolgt.

Eine Wahrnehmungsstörung ist eine Störung entweder in der Aufnahme, der Weiterleitung oder der Verarbeitung von Sinnesreizen zum und im Gehirn. Störungen bei der Auswahl und Filterung, beim Vergleichen und Speichern von Informationen führen zu falschen Reaktionen des Kindes.

Organstörung

Um eine Wahrnehmungsstörung sicher erkennen zu können, muss zuvor eine Organstörung zum Beispiel des Auges oder des Gehörs durch den Facharzt mithilfe verschiedener Tests ausgeschlossen werden.
Störungen im vestibulären und im taktilen System zeigen sich entweder in einer Über- oder Unterreaktion. Störungen im propriozeptiven System wurden bisher nur bei unterempfindlich reagierenden Kindern beobachtet.
Jedes Kind weist seine eigene Symptomatik auf und seine Probleme sind individuell sehr verschieden. Nur durch genaue Beobachtungen und Tests können die Auffälligkeiten und Schwierigkeiten herausgefunden und richtig interpretiert werden.
Dies ist die Grundlage, um das Kind bei der Bewältigung seiner Schwierigkeiten zu unterstützen.

Erfahrungsfundament

Werden die Lücken im Erfahrungsfundament eines Kindes möglichst früh erkannt und durch geeignete Therapiemaßnahmen gefüllt, kann sich das Kind je nach Art und Schwere seiner Störung altersentsprechend weiterentwickeln. Je älter ein Kind bei der Feststellung eines Entwicklungsrückstandes ist, desto weiter klafft die Schere seines Erfahrungsdefizits auseinander, und es braucht in der Regel länger, um dieses aufzuarbeiten. Ist das Erfahrungsfundament eines Kindes schlecht oder lückenhaft, können komplexere Leistungen wie Schreiben oder Lesenlernen nicht oder nur unter großen Anstrengungen erbracht werden.

> Ein Kind braucht mindestens sieben bis acht Jahre der Erfahrung aus Bewegung, Begreifen und Tun. Damit schafft es sich die Grundlage für seine intellektuelle, persönliche und soziale Entwicklung. Nur durch eigenes aktives und vielfältiges Handeln lernt es, die Umwelt zu verstehen.

Fernsehen

Jede Stunde vor dem Fernseher nimmt dem Kind diese Erfahrungsmöglichkeit. Es bewegt sich nicht und sitzt, durch visuelle und akustische Reize gebannt, vor dem Gerät. Sein Gehirn kann die schnelle Bild- und Szenenfolge nicht aufnehmen. Das Kind hat zudem nicht die Möglichkeit, Fragen zu stellen, wie dies bei einer vorgelesenen oder erzählten Geschichte möglich ist. Es ist durch die Reize völlig überflutet und kann sie nicht ausreichend verarbeiten. Es reagiert entweder überdreht oder es wird antriebsarm und lethargisch. Das Kind sammelt während des Fernsehens keine eigenen Erfahrungen. Für das wahrnehmungsgestörte Kind ist dies besonders negativ, da es mehr Erfahrungszeit als andere Kinder braucht. Auch angesichts der alarmierend zunehmenden Haltungs- und Koordinationsschwächen sowie der Aggressivität und Gewalt, auch schon zwischen Kindern, durch unverarbeitete, verharmlosende Gewaltdarstellungen, ist von zu häufigem Fernsehen abzuraten.

Das Fernsehen »stiehlt« dem Kind die Zeit, wichtige eigene Erfahrungen zu machen.

Ursachen von Wahrnehmungsstörungen

Verschiedenste Auslöser können einer Wahrnehmungsstörung zugrunde liegen, doch selten genau bestimmt werden.

Auslöser von Wahrnehmungsstörungen sind nicht sicher erwiesen. Vermutungen und Beobachtungen lassen allerdings mehrere mögliche Gründe in Betracht kommen:

- *Sauerstoffmangel des Gehirns vor, während oder nach der Geburt*
  Dieser kann verursacht werden durch Komplikationen während der Schwangerschaft, eine lange, komplizierte Geburt, zum Beispiel eine Zangengeburt, eine Nabelschnurumschlingung des Halses oder Krankheiten des Kindes, wie zum Beispiel Fieberkrämpfe oder Pseudokruppanfälle in den ersten Lebensjahren.
- *Frühgeburt*
  Das Gehirn des Kindes ist unvollständig ausgereift. Die Nachreifung außerhalb des Mutterleibs ist durch unnatürliche und viel zu wenig Reizangebote verändert und somit ist die Entwicklung des Kindes verzögert.
- *Minimale Hirnblutungen, meist bei extrem zu früh geborenen Kindern*
  Da das Gehirn zu früh geborener Kinder noch nicht ausgereift ist, kann es zu leichten Gehirnblutungen kommen. Diese Hirnblutungen verursachen Hirnfunktionsstörungen.
- *Infektionskrankheiten der Mutter während der Schwangerschaft*
  Durch schwere Infektionskrankheiten der Schwangeren, zum Beispiel Rötelninfektion, kann unter anderem das Gehirn des Fötus geschädigt werden.
- *Alkohol-, Nikotin-, Medikamenten- und sonstiger Drogenkonsum der Mutter während der Schwangerschaft*
  Dieser führt zu Untergewicht bei der Geburt und beeinträchtigt die Gehirnentwicklung des Säuglings. Dadurch sind seine Entwicklungsmöglichkeiten herabgesetzt.

- *Mangelnde Reizangebote während der Schwangerschaft und nach der Geburt*
  Die Sinnessysteme des Kindes bekommen zu wenig Reize, wenn die Mutter während der Schwangerschaft aus gesundheitlichen Gründen lange liegen muss. Dies kann auch passieren, wenn der Säugling in einer reizarmen Umgebung wie in einem Heim, Krankenhaus oder einem lieblosen Elternhaus aufwächst.
- *Umweltgifte in Luft, Wasser, Lebensmitteln, der Muttermilch und im häuslichen Umfeld*
  Diese führen zu verschiedenen Allergien und können eine Ursache für Hyperaktivität und diverse Hirnfunktionsstörungen sein. Dies ist leider noch wenig erforscht.

Andere Störungen, die den Wahrnehmungsstörungen ähnlich sind:

- *Genetische Disposition (Veranlagung)*
  Es gibt Bewegungsauffälligkeiten, die nicht aufgrund einer hirnorganischen Störung auftreten, sondern anlagebedingt sind. Sie dürfen daher nicht mit einer durch eine Wahrnehmungsstörung bedingten Bewegungsauffälligkeit verwechselt werden.
- *Gefühlsmäßige Ablehnung des Kindes während der Schwangerschaft und nach der Geburt*
  Sie führt beim Kind unter anderem zu Entwicklungsstörungen, die dem Bild einer hirnorganisch bedingten Bewegungs- und Wahrnehmungsstörung ähnlich sind.

Wahrnehmungsstörungen können auch anlagebedingt oder die Folge emotionaler Ablehnung sein.

Sinnessysteme und Wahrnehmungssysteme

Tast-, Gleichgewichts- und Bewegungssinn arbeiten eng zusammen und sind teilweise nur schwer voneinander abzugrenzen.

Ohne gut funktionierende Basissinne ist das Kind in seiner Gesamtentwicklung stark beeinträchtigt.

Diese drei Sinnessysteme werden auch als Basissinne bezeichnet. Ihre gute Integration bildet die Basis für alle höheren Sinnesleistungen und Handlungen. Dies sind zum Beispiel: Sehen, Hören, Sprechen, Gehen und feinmotorische Verrichtungen wie Malen und Schreiben. Selbst die Entwicklung der Intelligenz hängt direkt davon ab.

Der Tastsinn oder das taktile System

Das taktile System umfasst unseren Körper mit seiner gesamten Hautoberfläche. Es ist das erste Sinnessystem, das sich im Mutterleib entwickelt und schon dort voll funktioniert. Schon im zweiten Schwangerschaftsmonat reagiert der Embryo auf Berührungsreize mit Bewegungen seines ganzen Körpers.
Das Gleichgewichtssystem beginnt ebenfalls in dieser Zeit zu arbeiten und registriert und steuert somit die Bewegungen des Embryos. Mit diesen beiden allerersten Sinnesinformationen werden alle weiteren Reize verglichen, eingeordnet und gespeichert. Berührungs- und Bewegungsreize bilden im Mutterleib die Schlüsselrolle für die Entwicklung der Gehirnfunktion.
Berührungsreize sind eine wichtige Grundlage für das Wohlbefinden und das Sicherheitsgefühl jeden Kindes.

Erste Gefühlsbindung

Erste Gefühlsbindungen entstehen über Berührungsreize.

Berührung und Liebkosung sind elementare Bedürfnisse des Säuglings und beeinflussen sein ganzes Leben.
Selbst für Erwachsene ist Berührung für das allgemeine Wohlbefinden und für die Organisation des Gehirns unverzichtbar.
Durch Forschungsversuche wurde nachgewiesen, wie wichtig die Stimulation der Basissinne für die Organisation des Gehirns ist: Testpersonen hielten sich in Kammern auf, in denen sämtliche Umweltreize ausgeschaltet waren. Zusätzlich hatten diese Personen Anzüge an, die jegliche Berührungsstimulation und Körperbewegung verhinderten. Sie hatten verbundene Augen und verstopfte Ohren.

Nach einigen Stunden begannen sich bei diesen Versuchspersonen die Hirnfunktionen zu desorganisieren. Sie entwickelten abnorme Ängste und akustische und optische Halluzinationen. »Wenn das Gehirn einem Mangel an sinnlicher Wahrnehmung ausgesetzt ist, zerfallen die Verarbeitungsprozesse für normale Reizwahrnehmung.« (Ayres)
Diese halluzinatorischen Erscheinungen hielten bei den Testpersonen auch noch einige Zeit an, nachdem sie die Kammern verlassen hatten.
Ständig sind wir zahlreichen, meist unbewussten Berührungsreizen ausgesetzt: der umgebenden Luft, Kleidung, die auf unserer Haut aufliegt, und Möbeln und Gegenständen, die wir berühren. Zudem jucken und kratzen wir uns, fahren uns durch die Haare oder verschränken Arme und Beine. Diese dauernde taktile Reizinformation ist von großer Bedeutung, damit das Gehirn in einem wohl geordneten Zustand erhalten wird und der Mensch sich wohl fühlt.

Babymassage

Massagen fördern das Wohlbefinden und die Entwicklung des Kindes.

Jeder von uns kennt das angenehme Gefühl, massiert zu werden. Auch ohne spezielle Massagetechniken sollten Kinder möglichst häufig gestreichelt und massiert werden. So können Pflegearbeiten wie Windelnwechseln oder Baden zu taktilen Erlebnissen werden. Schon wenige Tage alte Säuglinge können über eine Babymassage ganzheitlich stimuliert werden. Dabei werden ihr allgemeines Wohlbefinden und ihre Entwicklung gefördert, ihre Atmung vertieft sich und der Kontakt zwischen Eltern und Kind wird positiv beeinflusst. Gleichzeitig werden die Verdauung, die Durchblutung und das Immunsystem angeregt. Frühgeborene und Kinder, die durch einen Kaiserschnitt zur Welt gekommen sind, sollten durch diese Säuglingsmassage besonders in ihrer Entwicklung unterstützt werden. Ihnen fehlen wichtige Sinnesinformationen, die sie bei einer ausgetragenen Schwangerschaft und einer normalen Geburt bekommen hätten.

Die Haut kann mit und ohne Öle massiert und gestreichelt werden. Öle, die zur Ganzkörpermassage benutzt werden, sollten rein pflanzlich sein, zum Beispiel Mandel- oder Rosenöl. Mineralische Öle unterstützen die natürlichen Funktionen der Haut nicht und können die Poren verstopfen, die zur Hautatmung wichtig sind.

Weitere taktile Erfahrungen

Vielfältige taktile Erfahrungen sind für die Entwicklung des Kindes sehr wichtig.

Auch Krabbelspiele und Kitzeln sind für die meisten Kinder und Erwachsenen sehr lustvoll.
Indem der Säugling alles, was er ergriffen hat, in den Mund steckt, macht er wesentliche Sinneserfahrungen über seine Umwelt, die nicht verhindert werden dürfen.
Auch beim Robben und Krabbeln spürt das Kind verschiedene Oberflächen und Materialien. Seine Erfahrungswelt sollte dabei nicht auf zwei Quadratmeter Krabbeldecke beschränkt werden, auf der ein paar Spielsachen liegen. Viel wichtiger ist die Erfahrung von Sand, Gras, Holz und Steinen. Als Spielmaterial eignen sich oft Dinge aus unserem alltäglichen Leben, zum Beispiel Löffel, unbedrucktes Papier usw.

Protopathisches System / Epikritisches System

Das taktile System ist unterteilt in ein schützendes System, das auch protopathisches System genannt wird, und ein beurteilendes System, das auch epikritisches System genannt wird.
Mit dem protopathischen System können Berührungen nur wenig genau lokalisiert werden. Sie werden eher allgemein wahrgenommen und lösen bei uns Schutzreaktionen wie Zurückziehen, Vermeidung, Abwehr, Flucht oder Angriff aus.
Das epikritische System arbeitet eng mit der Tiefensensibilität zusammen und beurteilt, unterscheidet und differenziert Tasteindrücke. Über dieses System erhalten wir eine genaue Vorstellung von Oberflächen wie glatt und rau, Formen wie rund und eckig und unseren Körper, das so genannte Körperschema. Wir

fühlen Berührung, Druck und Vibration und ob wir sanft oder hart, womit und an welcher Stelle berührt wurden.
Durch diese beiden Systeme sind wir in der Lage, richtig zu reagieren. Wir unterscheiden zwischen einer Schutzreaktion, zum Beispiel bei Verbrennen mit sofortigem Zurückziehen, und einer Beurteilungsreaktion, zum Beispiel, ob wir Münzen oder Knöpfe in der Hand halten.

Das Gleichgewichtssystem oder das vestibuläre System

Das vestibuläre System ist schon im zweiten und dritten Schwangerschaftsmonat angelegt und bereits im sechsten Schwangerschaftsmonat ausgereift, soweit Stimulationen durch Eigenbewegung des Embryos und Bewegungen der Mutter ausreichend stattfinden. Wenn eine Schwangere durch Komplikationen liegen muss, kann es durch mangelnde Stimulation des Embryos zu Entwicklungsstörungen beim Kind kommen.
Ebenso unterbricht eine vorzeitige Geburt diese notwendige Reizzufuhr. Dadurch sind Frühgeborene oftmals bis ins Schulalter in ihrer Entwicklung verzögert. Damit sie sich wie normal ausgetragene Kinder entwickeln können, ist eine zusätzliche und frühzeitige Stimulation des vestibulären und des taktilen Systems notwendig.

Das Gleichgewichtssystem wird durch Bewegungen stimuliert.

Gleichgewicht / Muskeltonus

Über die Informationen des vestibulären Systems und des Bewegungssinnes, die beide eng zusammenarbeiten, können wir uns gegen die Schwerkraft aufrecht halten. Dazu ist eine körpereigene Grundspannung der Muskeln notwendig. Diese Muskelspannung wird als Muskeltonus bezeichnet.
Bei einem nicht gut funktionierenden vestibulären System ist der Muskeltonus schlaff und die Kinder brauchen mehr Energie, um ihren Körper aufrecht zu halten, als Kinder mit einem angepassten Tonus. Sie ermüden rascher, stützen ihren Kopf auf und spielen am liebsten im Sitzen.

Ca. 80 % aller Kinder mit Entwicklungsstörungen haben zusätzlich Schwierigkeiten bei der Gleichgewichtsregulierung.
Die Anziehungskraft der Erde bedeutet eine ständige Sinnesreizung, die unbewusst auf unser Gehirn einwirkt. Sie ist ein grundsätzliches Bezugssystem für alle Sinneswahrnehmungen. Entfernungen und räumliche Beziehungen wie oben, unten, neben, hinten, weit und nah können dadurch erkannt und hergestellt werden.
Neben der Anziehungskraft der Erde spüren wir durch das vestibuläre System, ob wir stillstehen oder uns bewegen, ob die Bewegung schnell oder langsam ist, und wir spüren die Richtung dieser Bewegung und einen Richtungswechsel. Zusätzlich spüren wir über den Bewegungssinn, ob sich der gesamte Körper oder nur ein Teil bewegt. Schon im zweiten und dritten Monat lernt ein Säugling seinen Kopf zu heben und Kopf und Augen stabil zu halten. Erst dadurch kann er Gegenstände fixieren und scharf sehen. Wenn Rumpf, Kopf und Augen nicht stabil gehalten werden können, verschwimmen Objekte vor den Augen oder sie werden übersehen oder nicht im richtigen Bezug zum Körper eingeschätzt.

Probleme im Gleichgewichtssystem können Lernschwierigkeiten nach sich ziehen.

Wenn die Information des vestibulären Systems schlecht verarbeitet wird, hat ein Kind Schwierigkeiten, Gegenstände, die vor seinen Augen hin und her bewegt werden, zu fixieren und die Bewegungen mit den Augen zu verfolgen. Statt sich gleichmäßig zu bewegen, bleiben die Augen zurück und bewegen sich dann sprunghaft, um den Gegenstand wieder einzufangen.
Einige spätere Auswirkungen davon sind, dass es für dieses Kind schwierig ist, Ball zu spielen, beim Lesen in der Zeile zu bleiben, eine gerade Linie zu malen oder von der Tafel abzuschreiben. Es muss sich sozusagen mit den Augen festhalten, um nicht die Orientierung im Raum zu verlieren. Mit geschlossenen Augen ist dieses Kind in seinen Bewegungen sehr unsicher und kann sich im Raum kaum orientieren. Somit ist eine Störung im vestibulären System eine Ursache für eine Verarbei-

tungsstörung des Sehsinns, die wiederum zu vielfältigen Lernstörungen führen kann.
Informationen des vestibulären Systems sind unbewusst. Lediglich bei einer Überstimulation, wenn wir uns zum Beispiel zu stark im Kreis drehen, Karussell oder Schiff fahren, kann es uns schwindelig oder sogar übel werden. Dagegen wirkt im Normalfall eine leichte Schaukelbewegung, die wir aus dem Mutterleib kennen, eher beruhigend.

Der Bewegungssinn oder das propriozeptive oder kinästhetische System

Der Bewegungssinn wird auch als Tiefensensibilität oder propriozeptives System (Eigenwahrnehmung) oder kinästhetisches System (Bewegungsempfinden) bezeichnet.
Das propriozeptive System ist nur schwer vom taktilen System zu trennen. Leichte Berührung unserer Haut spricht das taktile System an. Wird diese Berührung verstärkt, entsteht ein Druck, der über Sinneszellen in Muskeln, Sehnen und Gelenken aufgenommen und weitergeleitet wird; das propriozeptive System wird aktiviert.

Körperschema

Ein gut ausgebildetes Körperschema vermittelt uns ein Bewusstsein von unserem Körper.

Über dieses System erhalten wir die Eigenwahrnehmung unseres Körpers. Wir »wissen« und fühlen unbewusst, wo sich einzelne Körperteile und Gliedmaßen befinden, in welcher Stellung sie sind und ob sie ruhiggehalten oder bewegt werden. So wissen wir zum Beispiel, ohne überlegen oder hinsehen zu müssen, ob wir unsere Arme gestreckt über dem Kopf hin- und herbewegen und finden mit geschlossenen Augen mit der Fingerspitze unsere Nase. Diese Reize werden über den Dehnungszustand einzelner Muskeln, den Spannungszustand einzelner Sehnen und die Stellung der Gelenke wahrgenommen.
Über das propriozeptive, das taktile und das vestibuläre System bilden wir ein unbewusstes »Wissen« über unseren Körper, das

so genannte Körperschema. Hierunter verstehen wir die Summe aller auf den Körper bezogenen Empfindungen und Erfahrungen. Wir wissen, vielmehr fühlen die Ausmaße, Fähigkeiten und Grenzen unseres Körpers, kennen seine Bewegungsmöglichkeiten und sein Gewicht.

Unser Gehirn speichert sämtliche Empfindungen und die Erfahrungen unseres Körpers, auch jene, die im Mutterleib gemacht wurden. Am Ende der Schwangerschaft erfährt der Embryo durch die Enge im Uterus mehr und mehr die Grenzen seines Körpers.

Extrem wird das propriozeptive System während der Geburt stimuliert. Diese Reize sind für die Gehirnreifung wichtig und fehlen den Kindern, die durch einen Kaiserschnitt zur Welt gekommen sind. Diese Kinder sollten nach der Geburt oft getragen und massiert werden, um dieses Defizit aufzuholen.

Körpergrenzen

Das Kind muss die Grenzen seines Körpers kennen, um sich sicher bewegen zu können.

Um die Grenzen ihres Körpers intensiver spüren zu können, lieben es Kinder, Begrenzung und Berührung zu spüren. Sie sitzen gern in engen Kisten und Fahrzeugen, liegen in einer Ecke ihres Bettchens oder bauen sich Höhlen.

Aus diesem Grund ziehen oder schieben sie auch gerne schwere Gegenstände umher.

Obwohl wir uns ständig bewegen, »wissen« wir unbewusst genau über unsere Körperstellung Bescheid.

Bei jeder Körperbewegung wird das Körperschema aktualisiert. Nur dadurch können wir blitzschnell die nächste Bewegung exakt vorausplanen und es entsteht auf diese Weise ein angepasster Bewegungsfluss.

Ist das Körperschema gut entwickelt, kann ein Kind seine Bewegungen gut planen. Es schätzt zum Beispiel ab, ob es auf einen Baum klettern kann. Es »weiß«, ob es groß genug ist, den ersten Ast zu erreichen und kann seine Körperspannung so aufbauen, halten und regulieren, dass es sich daran hochziehen kann. Auf dem Ast vermag es seine Bewegungen so zu dosieren und zu koordinieren, dass es im Gleichgewicht bleibt und nicht herunterfällt. Beim Absprung kann es die Höhe richtig abschätzen, um sich geschickt abfangen zu können.

Geschicklichkeit

Wiederholt ein Kind bestimmte Bewegungen, muss es diese immer weniger bewusst planen. So werden Bewegungen automatisiert und das Kind entwickelt seine Geschicklichkeit. Es ist wichtig, dass Bewegungen automatisiert ablaufen, da unser Gehirn nicht gleichzeitig zwei motorische Handlungen planen kann. Wenn ein Kind zum Beispiel lernt Rad zu fahren, kann es dabei nicht gleichzeitig sprechen. Es benötigt seine gesamte Aufmerksamkeit für die Bewegungsplanung beim Fahrradfahren. Da auch zum Sprechen Bewegungsplanung benötigt wird, ist dies nicht gleichzeitig möglich.

Der Sehsinn oder das visuelle oder optische System

Schon früh sollte überprüft werden, ob das Baby richtig sehen kann.

Ab dem achten Schwangerschaftsmonat kann der Embryo Lichtreize wie Hell und Dunkel wahrnehmen. Die Pupillen von Neugeborenen reagieren sofort nach der Geburt auf Lichtreize. Das Neugeborene kann auf eine Entfernung von ca. 30 cm scharf sehen. Dies entspricht seinem Bedürfnis, das Gesicht seiner Eltern sehen zu können. Das Tiefensehen und die Fähigkeit, Entfernungen einzuschätzen, entwickeln sich dadurch, dass das Kind seine Eltern mit den Augen verfolgt, nach Gegenständen greift, sich selber bewegt und auf diese Weise aktiv Entfernungen erfährt.

Räumliches Sehen kann sich nur entwickeln, wenn beide Augen richtig zusammenarbeiten. Deshalb muss bei dem Verdacht auf Schielen eine gründliche augenärztliche Abklärung so früh wie möglich durchgeführt werden.

Schon vier Monate alte Babys können Farben sehen. Sie betrachten diese länger als Grautöne, gemusterte Flächen länger als einfarbige, dreidimensionale Gegenstände ausgiebiger als zweidimensionale und Gesichter lieber als alles andere. Farben wirken intensiv auf unser Stimmungs- und Gefühlsleben. Es gibt Farben, die uns aktivieren, wie grelles Rot, oder beruhigen, wie dunkles Grün. Das Wissen darüber kommt unter anderem in der Farbtherapie zur Anwendung.

Die visuelle Wahrnehmung gliedert sich in fünf verschiedene Teilbereiche:

Jeder Teilbereich der visuellen Wahrnehmung ist von größter Bedeutung.

- *Die visuomotorische Koordination*
  Die visuomotorische Koordination bezeichnet die Fähigkeit, das Sehen mit den Bewegungen des Körpers oder Teilen des Körpers zu koordinieren. Wenn ein Kind einen Ball tritt oder fängt oder eine Fläche ausmalt, wird seine Bewegung durch die Augen gelenkt. Fast jede Handlung hängt von der guten Koordination von Augen und anderen Körperteilen ab.
- *Die Figur-Grundwahrnehmung*
  Die Figur-Grundwahrnehmung ist die Fähigkeit, eine Figur vor einem unwichtigen Hintergrund scharf zu sehen: zum Beispiel die Eltern in einer Menschenansammlung zu erkennen. Wir sehen am deutlichsten die Gegenstände, auf die wir unsere Aufmerksamkeit richten. Die anderen bleiben im Hintergrund und werden nicht deutlich wahrgenommen. Bewusst können wir unsere Aufmerksamkeit vom Vordergrund auf den Hintergrund und umgekehrt richten.
- *Die Wahrnehmung der Formkonstanz*
  Die Wahrnehmung der Formkonstanz ist die Fähigkeit, bestimmte sichtbare Eigenschaften einer Person oder eines Gegenstandes wie Form, Größe und Lage, unabhängig von ihrer Farbe, dem Material oder dem Blickwinkel zu erkennen. Zum Beispiel wird eine Uhr immer als Uhr erkannt, unabhängig davon, ob sie am Arm getragen wird, an der Wand hängt und rund oder eckig, groß oder klein ist.

- *Die Wahrnehmung der Raumlage*
  Die Wahrnehmung der Raumlage ist die Fähigkeit, die räumliche Beziehung zwischen der eigenen Person und einem Gegenstand oder einer anderen Person zu erkennen. Räumlich gesehen ist der Betrachter immer der Mittelpunkt seiner Umgebung. So können Gegenstände oder Personen als vor, hinter, über, unter oder seitlich bestimmt werden.
- *Die Wahrnehmung räumlicher Beziehungen*
  Die Wahrnehmung räumlicher Beziehungen ist die Fähigkeit, die Lage von zwei oder mehr Dingen oder Personen in Bezug zu sich selbst und in Bezug zueinander zu erkennen. So muss ein Kind, das Perlen auffädelt, die Lage von Perle und Schnur zu sich selbst wahrnehmen und zugleich die Beziehung zwischen Perle und Schnur zueinander herstellen.

Der Hörsinn oder das auditive oder akustische System

Im dritten Schwangerschaftsmonat ist das auditive System angelegt und im siebten Schwangerschaftsmonat so weit ausgereift, dass der Embryo auf Geräusche mit Bewegung reagiert. Auf laute Musik reagiert er oft mit heftigem Strampeln. Hingegen beruhigt ihn in der Regel harmonische und ruhige Musik wie zum Beispiel von Vivaldi und Mozart.

Gesunde Neugeborene hören ebenso gut wie Erwachsene.

Während der Schwangerschaft hört der Embryo konstant die Stimme seiner Mutter und kennt sie. Ist sie zornig und laut, wirkt dies auf das Kind beunruhigend.
Die Sinneszellen in unseren Ohren werden durch akustische Schwingungen der Luft gereizt. Dadurch können wir Tonhöhen sowie laute und leise Geräusche wahrnehmen. Geräusche exakt zu hören und zu differenzieren ist die Grundlage der späteren Sprachentwicklung.

Hören, Sprache und Bewegung

Um sprechen zu können, ist zudem eine gute Bewegungsplanung im Mundbereich nötig. Die Bewegungsabläufe müssen so geplant und geordnet sein, dass die entstehenden Töne zu einem Wort geformt werden können und die Worte zu sinnvollen Sätzen. Dies ist nur möglich, wenn die Informationen über die Basissinne ausreichend integriert sind. 70 % aller Kinder mit Sprachstörungen haben Störungen in der Verarbeitung der Basissinne: Eine verzögerte Sprachentwicklung kann somit ein Hinweis darauf sein. Fehlerfreies Sprechen ist das Endprodukt gut integrierter Sinnessysteme.

Der Geschmackssinn oder das gustatorische System

Durch den Geschmack lernt der Säugling, Dinge zu differenzieren.

Im vierten Schwangerschaftsmonat ist der Geschmackssinn ausgereift. Ungeborene trinken im letzten Schwangerschaftsdrittel stündlich zwischen 15 und 40 ml Fruchtwasser.
Schmecken ist eine grundlegende Möglichkeit des Kindes, die Dinge seiner Umgebung kennen zu lernen. Schon im Mutterleib saugt es an seinen Händen und Füßen und trinkt Fruchtwasser. Während des ersten Lebensjahres erforscht das Kleinkind seine Umwelt sehr wesentlich über den Tastsinn im Mundbereich. Alles, was es ergreift, steckt es in den Mund. So erfährt es die Oberflächenbeschaffenheit und die Konsistenz verschiedenster Materialien und der Nahrung.
Diese Erfahrungen sollten die Eltern weitgehend zulassen und fördern. Nur durch eigene Erfahrungen lernt das Kind, dass Sand und Blätter tatsächlich nicht schmecken.
Wir können vier Geschmacksqualitäten unterscheiden: süß, salzig, sauer und bitter. Über diese Geschmacksqualitäten können wir die Nahrung auf ihre Qualität hin kontrollieren. Bitterer Geschmack warnt vor Giftigem und schlechter Geschmack löst den Würgereflex aus.

Der Geruchssinn oder das olfaktorische System

Das olfaktorische System ist gegen Ende der Schwangerschaft vollständig ausgereift und bei der Geburt sehr gut entwickelt. Säuglinge erkennen ihre Mutter an ihrem körpereigenen Ge-

ruch. In Versuchen konnte festgestellt werden, dass ein Kind Schwierigkeiten hat, die Brustwarze zu finden, wenn seine Mutter zu stark parfümiert ist.
Der spezifische Geruch eines Menschen ist uns sympathisch oder unsympathisch. In der Redewendung: »Die kann ich nicht riechen!«, kommt dies bildhaft zum Ausdruck.
Gerüche können uns beruhigen, aktivieren oder unsere Konzentration beeinflussen. Das Wissen darüber findet in der Aromatherapie seine Anwendung.
Der Geruchssinn löst die Speichel- und Magensaftsekretion aus. Neben dem Geschmackssinn ist er wichtig, um verdorbene Speisen zu erkennen.

Was sind Tonusstörungen?

Der Tonus ermöglicht es dem Menschen, sich gegen die Schwerkraft aufzurichten und sich durch das abgestimmte Zusammenspiel von Muskelfasern und -gruppen zu bewegen. Dies geschieht je nach den Erfordernissen der Bewegung in ganzen Muskelgruppen oder -ketten.
Der Tonus wird durch Sinnesreize gesteuert und kann auch willentlich beeinflusst werden. Diese Sinnesreize werden in den Basis-Sinnessystemen verarbeitet: dem taktilen, dem vestibulären und dem propriozeptiven System. Wenn eines dieser Systeme unzulänglich arbeitet, kann sich dies in einer Tonusstörung äußern. Der Tonus kann zu niedrig oder zu hoch sein bzw. wechselhaft und vom Kind nicht ausdauernd gehalten werden. Im Folgenden werden die verschiedenen Tonusstörungen beschrieben.

Der Tonus bezeichnet die Grundspannung der Muskulatur und ist Voraussetzung aufrechter Bewegung.

Der Tonus ist zu niedrig (Hypotonie)

Hypotone Kinder wirken schlaff und kraftlos. Sie weisen verschiedene Auffälligkeiten auf:

- *Überbeweglich*
  Hypotone Kinder sind in den Gelenken oft überbeweglich. Sie können zum Beispiel beim Aufstützen ihre Finger im Grundgelenk nahezu rechtwinklig abknicken. Als Kleinkinder krabbelten sie auch mit dieser Handstellung.
  Im Stehen drücken sie die Knie nach hinten durch. Knick-, Senk- oder Plattfüße sowie Haltungsschwächen in der Wirbelsäule sind häufige Erscheinungen bei diesen Kindern.
  Auf dem Boden sitzen sie zwischen den Knien und mit deutlichem Rundrücken. Er gibt ihnen die größte Sitzstabilität, ist aber sehr schlecht für die Hüft- und Kniegelenke und sollte deshalb korrigiert werden.
- *Plumpes Gangbild*
  Hypotone Kinder haben keine fließenden Bewegungsabläufe.
  Hypotone Kinder haben meist ein plumpes Gangbild; ihr Rennen ist schwerfällig und langsam. Sie können nicht leise und elastisch auftreten und kaum auf einem Bein hüpfen. Das Aufkommen nach einem Sprung ist unelastisch, schwerfällig und laut oder die Kinder klappen dabei völlig in sich zusammen.
  Sie haben keine fließenden Bewegungsübergänge. Beim Ersteigen einer Treppe fällt auf, dass sie sich mit viel Energieaufwand ruckartig hochdrücken müssen. Gehen sie in die Hocke, gelingt dies nicht harmonisch – sie »plumpsen« hinunter und können nicht in der Hocke verharren.
- *Kraftlosigkeit*
  Hypotone Kinder sind kraftlos; kurzzeitig können sie Kraft aufbringen, wie beim Hochdrücken auf der Treppe. Über einen längeren Zeitraum können sie ihre Kraft jedoch nicht halten. Alle Bewegungen, die Schwung und Kraft erfordern, sind ihnen fast unmöglich: das kräftige Werfen eines Balls, sich auf ein Klettergerüst schwingen, das für Kinder im Vorschulalter typische Hinaufrennen einer Treppe, immer in Bewegung sein. Im Alter von fünf bis sechs Jahren gehen diese Kinder die Treppe immer noch im »Kindernachstell-

schritt« herunter. Dies ist durch ihren niedrigen Tonus bedingt und dadurch, dass ca. 70 % aller hypotonen Kinder Schwierigkeiten mit der Regulierung ihres Gleichgewichts haben.

- *Grobmotorik*
  Hypotone Kinder fürchten sich vor schnellen Bewegungen. Beim Ballfangen oder anderen schnellen Spielen haben sie große Schwierigkeiten und Angst. Wenn sie aus dem Gleichgewicht kommen, erfolgen ihre Ausgleichsbewegungen nicht ausreichend angepasst, das heißt, die Reaktion erfolgt zu spät oder zu schwach.
- *Feinmotorik*
  Feinmotorische Verrichtungen, die einen exakt angepassten Muskeltonus erfordern, fallen ihnen schwer und werden deshalb vermieden, so zum Beispiel das Halten eines Stifts im Dreipunktgriff.
  Der Mittel- und teilweise auch der Ringfinger werden als Hilfe dazugenommen. Um genug Muskelspannung aufzubauen, heben sie das Handgelenk von der Unterlage ab. Aus Schulter und Arm müssen diese Kinder dann viel Druck aufbringen, damit ein sichtbarer Strich zustande kommt. Deshalb bevorzugen sie Filzstifte. In dieser verkrampften Schreibstellung ist es den hypotonen Kindern nicht möglich, schwungvoll und mit der richtigen Kraftdosierung schreiben zu lernen. Verkrampfung, Schmerzen im Schulter-, Arm- und Nackenbereich, frühe Ermüdung der Hand, eine schlechte Schrift und langsames Schreiben sind die Folgen.
  Obwohl sie sich oft die größte Mühe geben, kommen sie nur zu kümmerlichen Ergebnissen. Dies drückt auf ihre Stimmung und dämpft ihre Bereitschaft zu schreiben.
  Hypotone Kinder erleben früh, dass Bewegung für sie mühsam oder gar bedrohlich ist. Dies führt dazu, dass sie ängstlich und übervorsichtig werden und Bewegung weitgehend vermeiden.

Hypotone Kinder haben Probleme, Muskelspannung aufzubauen.

Diese Vermeidungshaltung und die durch schlechte Erfahrung hervorgerufene mangelnde Anstrengungsbereitschaft bergen die Gefahr in sich, dass diese Kinder in ihrer motorischen und allgemeinen Entwicklung zurückbleiben. Wird die Tonusstörung nicht rechtzeitig erkannt, wird den Kindern oft unterstellt, sie seien antriebsarm oder faul. Diese Wesensart ist aber eher die Folge der negativen Erfahrung, die sie mit sich selbst und mit ihrer Umgebung gemacht haben.

Der Tonus ist zu hoch (Hypertonie)

Hypertone Kinder wirken verkrampft und unharmonisch in ihren Bewegungen. Sie zeigen folgende Auffälligkeiten:

Hypertone Kinder sind wenig gelenkig und ihre Bewegungen unharmonisch.

- *Eingeschränkte Beweglichkeit*
  Die Beweglichkeit ihrer Gelenke ist eingeschränkt. Alle Bewegungen, die eine vollständige Beugung oder Streckung der Gelenke verlangen, sind nur schwer möglich. Sie können nicht gleichzeitig mit gestreckten Beinen und geradem Rücken auf dem Boden sitzen, im so genannten Langsitz, weil ihre Hüftbeugung eingeschränkt ist.
- *Grobmotorik*
  Hypertone Kinder haben Schwierigkeiten, in Bauchlage auf dem Rollbrett zu fahren. Ihnen fehlt die hierfür erforderliche Streckung in Beinen, Hüften, Rumpf und Schultern. Sie können schlecht im Schneidersitz sitzen. Durch die mangelnde Rumpfbeugung können sie kaum einen Purzelbaum schlagen. Sie können keine rhythmischen Bewegungen ausführen, wie sie zum Beispiel beim Hampelmannsprung oder bei Schwungübungen erforderlich sind. Alle schnellen, dynamischen Bewegungen wie Rennen, Hüpfen, Ballspielen und Fangenspiel fallen ihnen schwer.
- *Feinmotorik*
  Bei allen feinmotorischen Verrichtungen wirken ihre Bewegungen verkrampft, verlangsamt und unharmonisch. Sie ver-

meiden nach Möglichkeit alle feinmotorischen Bewegungen. Ihre Schreibbewegung erfolgt nicht aus Hand- und Fingergelenken, sondern wird steif aus dem Schultergelenk geführt. Oft ziehen sie das Handgelenk von der Schreibunterlage hoch, da sich der erhöhte Tonus in einer allgemein verstärkten Beugung aller Gelenke zeigt. Schnelle Ermüdung und Unlust sind die Folge.

Wie kann der Tonus beeinflusst werden?

Gemeinsam ist allen Kindern mit Tonusstörungen, dass diese zu Entwicklungs- und Lernstörungen führen können, wenn sie nicht rechtzeitig erkannt und behandelt werden.

Die Therapie baut auf einer ganzheitlichen Bewegungsschulung auf.

Ziel ist eine annähernde Normalisierung des Muskeltonus. Dies kann nur gelingen, wenn das veränderte Bewegungsverhalten in den Alltag übernommen wird. Grob genommen ist es so, dass schnelle, kräftige Bewegungen den Tonus steigern, langsame, behutsame und bewusste Bewegungen den Tonus senken.

Bereits vorhandene Entwicklungsrückstände müssen durch gezielte Übungs- und Lernangebote aufgeholt werden. Ergotherapie, Krankengymnastik, Mototherapie oder eine Reittherapie sind Möglichkeiten, Kinder mit Tonusstörungen zu fördern.

Was sind Koordinationsstörungen?

Unter Koordination versteht man das harmonische Zusammenspiel von Muskelgruppen, Muskelketten und Körperteilen, damit eine bestimmte Körperbewegung zustande kommt.

Koordination bezeichnet das feine Zusammenspiel von Muskeln.

Vereinfacht dargestellt ist eine Bewegung dadurch möglich, dass gegenüberliegende Muskelgruppen, die Beuge- und Streckmuskeln, harmonisch und wechselseitig zusammenarbeiten. Das Abwinkeln eines Armes geschieht, indem sich die Beugemuskeln zusammenziehen und die gegenüberliegenden Streckmuskeln entsprechend dehnen.

Steht dieses Zusammenspiel im Missverhältnis, ist die Koordination gestört.
Jede größere Bewegung erfolgt in einer Muskelkette: Beim Aufstehen aus der Hocke in den Stand sind Muskeln von den Zehen bis zum Kopf beteiligt. Bei einer Koordinationsstörung ist somit keine fließende Bewegung möglich.
Alle komplexeren Bewegungen wie Radfahren, Schwimmen und der Hampelmannsprung erfordern ein exaktes Zusammenspiel aller Körperteile. Koordinationsleistungen, bei denen Arme und Beine unterschiedliche Bewegungen ausführen, sind nur möglich, wenn die Körperkoordination gut ist.
Die Umgangssprache benützt bildhaft Vergleiche über die unterschiedliche Koordinationsfähigkeit der Menschen: flink wie ein Wiesel, schwerfällig wie ein Trampeltier, lahm wie eine Schnecke, springt wie eine Gazelle.

Dissoziation

Für eine gute Koordination ist nicht nur das harmonische Zusammenspiel der Muskeln wichtig, sondern auch exakte Einzelbewegungen, die so genannte Dissoziation zum Beispiel eines Fingers. Ein Säugling bewegt sich in Massenbewegungen. Er hat noch nicht die Fähigkeit zur Dissoziation. Erst im Laufe der Entwicklung lernt das Kind, einzelne Bewegungen auszuführen und andere dabei auszuschalten. So ist zum Beispiel das isolierte Strecken eines Fingers, während die anderen Finger gebeugt bleiben, und das Stehen auf einem Bein eine Dissoziationsleistung. Alle komplizierteren Koordinationsleistungen sind somit nur bei guter Dissoziation möglich.

Im Laufe seiner Entwicklung verbessert jedes Kind ständig seine Körpergeschicklichkeit.

Durch vielfältige Bewegungserfahrungen und durch Übung erworbener Fähigkeiten wird das kindliche Gehirn zur Reifung angeregt. Dieser Prozess ist mit dem zehnten Lebensjahr weitgehend abgeschlossen.
Das Sprichwort: »Was Hänschen nicht lernt, lernt Hans nimmermehr« bezieht sich auf Bewegungsfunktionen des Körpers.

Der Mensch lernt sein ganzes Leben lang weiter. Aber ob er langsam oder schnell ist, ob er sich graziös oder plump bewegt, ob er gelenkig oder steif ist, wird sich im Erwachsenenalter nur noch wenig verändern. Wenn ein Kind einmal das Radfahren, Skifahren oder Klavierspielen erlernt hat, kann es diese Fähigkeit selbst nach jahrelanger Pause schnell wieder. Wenn ein Erwachsener das Gleiche erlernt, fällt ihm dies weitaus schwerer und er braucht in der Regel wesentlich länger dazu.

Die Qualität der Koordination ist nicht ausschließlich von der Wiederholung einer Bewegung abhängig: Der Reifezustand des Nervensystems bildet die Grundlage dafür, wie weit die Koordinationsfähigkeit durch Übung entwickelt werden kann. Zudem ist es für eine gute Koordination wichtig, dass die beiden Großhirnhälften gut zusammenarbeiten. Bei manchen koordinationsgestörten Kindern ist dies nicht der Fall.

Manche Koordinationsstörungen sind auf Probleme im Zusammenspiel der Gehirnhälften zurückzuführen.

Die Körperkoordination gliedert sich in mehrere verschiedene Teilbereiche auf, darunter drei wesentliche:

- *Hand-Hand-Koordination*
  Im vierten Monat beginnt das Zusammenspiel beider Hände. Kinder, deren Hand-Hand-Koordination gestört ist, haben bei beidhändigen Verrichtungen wie Aufschrauben, Perlen fädeln, Schuhe binden und Ausschneiden Schwierigkeiten.
- *Auge-Hand-Koordination*
  Das Zusammenspiel von Auge und Hand entwickelt sich um den dritten Monat. Kinder mit Störungen in diesem Bereich schauen zu wenig auf das, was sie mit ihren Händen tun. So können sie keine differenzierte feinmotorische Geschicklichkeit entwickeln und haben Schwierigkeiten, auszuschneiden oder auszumalen, zu zielen und andere exakte Tätigkeiten auszuführen.
- *Hand-Fuß-Koordination*
  Ab dem sechsten Monat entwickelt sich das Zusammenspiel von Händen und Füßen, von oberer und unterer Körper-

hälfte. Kinder mit Störungen in diesem Bereich haben große Schwierigkeiten beim Klettern, Dreiradfahren, Schwimmen, Radfahren und dem Hampelmannsprung, den Kinder spätestens mit sieben Jahren flüssig und zehn Sekunden lang können sollten.

Lateralität und Dominanz

Rechts- oder Linkshänder – das ist eine Folge der Lateralität.

Als Lateralität bezeichnet man die bevorzugte Verarbeitung sinnlicher Eindrücke in einer der beiden Großhirnhälften. Sie ist das Endprodukt einer normalen Hirnentwicklung und -reifung. Die gute Zusammenarbeit beider Hirnhälften ist Voraussetzung für gut koordinierte Bewegungen, Sprache und Lernen im Allgemeinen. Dominanz ist die Bevorzugung eines Körperteils auf einer Körperseite, zum Beispiel beim Rechts- oder Linkshänder die jeweilige Hand. Dies ist angeboren und darf nicht beeinflusst werden.

Der gesunde Säugling benutzt beide Körperseiten gleichermaßen. Er bevorzugt weder die rechte noch die linke Körperseite. In diesem Alter ist dies normal und bei einer Bevorzugung ist sogar an eine Bewegungsstörung zu denken. Beim Kind zeigt sich dieser Lateralisierungsprozess dadurch, dass es eine Körperseite zunehmend bevorzugt. Dies ist mit ca. 18 Monaten bereits zu erkennen.

Händigkeit

Am deutlichsten wird das in der Ausbildung der angeborenen Händigkeit sichtbar: Eine Hand wird bevorzugt; das Kind übt dadurch seine Geschicklichkeit mit dieser Hand intensiver als mit der anderen. Im vierten, spätestens im fünften Lebensjahr sollte jedes Kind eine eindeutige Handdominanz ausgebildet haben. Wenn dies nicht der Fall ist, führt dies häufig zu Entwicklungsrückständen im Bereich der Fein- und Graphomotorik.

Zudem ist bei diesen Kindern oft zu beobachten, dass sie richtungslabil sind.
Die Richtungslabilität führt dazu, dass sie b und d, p und q verwechseln, spiegelbildlich schreiben oder sich die Reihenfolge von Buchstaben im Wort oder Zahlenfolgen nicht merken können. Dies kann eine von vielen möglichen Ursachen für Lese-Rechtschreibschwäche sein. Die Erfassung und Wiedergabe von komplexeren Formen wie Buchstaben, Zahlen und Zeichnungen ist dadurch erschwert.
Die Händigkeit sollte bei Kindern mit wechselndem Handgebrauch spätestens mit 5 Jahren über spezielle Händigkeitsbeobachtungen herausgefunden werden. Nur durch unterstützende Therapieangebote können Schwierigkeiten verhindert werden.
Kinder mit Dominanzproblemen können oft keine Überkreuzungsbewegungen ausführen. Ganzkörperliche Überkreuzungsbewegungen, wie zum Beispiel mit der rechten Hand zum linken Fuß fassen, sind die Voraussetzung, dass Kinder, ohne lange zu überlegen, Kreuzungen malen können. Beim Erlernen der Schreibschrift sind viele solcher Kreuzungen erforderlich. Buchstaben der Schreibschrift wie e, h, k, l und x beinhalten Kreuzungen. Diese Kinder brauchen viel Zeit und Energie zum Schreiben. Sie müssen ständig überlegen, wie die Buchstabenform geht und welches die Schreib- und Leserichtung ist. In der Vorgeschichte dieser Kinder fällt auf, dass sie meist nicht gut koordiniert oder nicht lange genug gekrabbelt sind. Schon im Krabbelalter war zu beobachten, dass sie eine schlechte Kreuzkoordination hatten. Eine Behandlung hätte schon hier einsetzen müssen.

Beim Krabbeln übt das Kind die Kreuzkoordination.

Was sind Konzentrationsstörungen?

Konzentration ist die Fähigkeit des Menschen, seine ganze Aufmerksamkeit auf eine Wahrnehmung, eine Handlung oder eine

Konzentration bedeutet »Sammlung«.

Aufgabe zu lenken. Die Konzentration wird nicht an einer bestimmten Stelle des Gehirns verarbeitet wie zum Beispiel Sehen, Hören und Sprechen. Vielmehr ist Konzentration eine übergeordnete Grundfunktion, die bei allen Leistungen des Menschen eine Rolle spielt.
Im Schulalter äußert sich eine Konzentrationsstörung durch vielfältige Lernprobleme. Einige Kinder können sich gar nicht oder nur sehr kurz konzentrieren, andere haben starke Schwankungen in ihrer Konzentrationsfähigkeit. Deshalb entsteht der Eindruck: »Sie könnten, wenn sie sich nur anstrengen wollten.«

Konzentrationsstörungen zeigen sich auf unterschiedliche Weise:

- *Aufmerksamkeit*
  Betroffene Kinder brauchen zu viel Aufmerksamkeit für die Verarbeitung ihrer Sinneseindrücke, zum Beispiel können sie nicht gleichzeitig balancieren und aufmerksam zuhören. Sie wirken unaufmerksam, da sie ihre volle Konzentration zum Balancieren brauchen.
  Beim Schuleintritt sollten sich Kinder ungefähr 20 Minuten lang auf eine Sache konzentrieren können und auch bereit sein, sich auf neue und schwierige Aufgaben einzulassen.
- *Ablenkbarkeit*
  Einige Kinder können unwichtige Sinnesreize nicht genügend ausschalten. Sie leiden unter einer Reizüberflutung. Visuelle oder akustische Reize ziehen sofort ihre gesamte Aufmerksamkeit ab. Sie lassen sich durch Bilder, Teppichmuster oder Gegenstände stark ablenken und ein vorbeifahrendes Polizeiauto, Verkehrslärm oder Krach durch andere Kinder bringt sie sofort von ihrer Tätigkeit ab.
- *Mangelndes Zuhören*
  Bei längeren Sätzen oder Geschichten bleiben manche dieser Kinder an einem Detail oder einem komplizierten Wort hängen. Andere verlieren sich in eigenen Gedanken.

- *Reizüberflutung*
  Viele Kinder sind einer Dauerberieselung von verschiedenen Medien ausgesetzt (Fernsehen, Video, Radio, Kassette, Computerspiele). In Kombination mit Bewegungsmangel wirkt sich dies sehr negativ auf die Konzentration aus. Viele Pädagogen erfahren dies besonders montags, wenn die Kinder nach einem fernsehreichen Wochenende besonders unaufmerksam sind.
- *Gedächtnisschwäche*
  Diese Kinder brauchen häufige Wiederholungen, damit Informationen in ihr Langzeitgedächtnis gelangen und von dort wieder abgerufen werden können.

Konzentration ist eine der wichtigsten Voraussetzungen für das Lernen.

- *Schnelle Ermüdung*
  Durch ihre Wahrnehmungsstörung ermüden diese Kinder so schnell, dass ihr Gehirn nach einer Konzentrationsleistung »abschaltet«. Das Gehirn schützt sich so vor Überforderung. Dies ist nicht dem Willen des Kindes unterworfen.
- *Fehlende Dominanz*
  Einige Kinder haben keine ausgeprägte Dominanz. Sie wechseln die Hand beim Schreiben. Ihre Richtungswahrnehmung ist nicht stabil. Sie müssen ständig überlegen, welcher Buchstabe b und welcher d ist, ob sie 23 oder 32 schreiben und in welche Richtung sie schreiben und lesen müssen. Dabei bleibt auch der Inhalt des Gelesenen und Geschriebenen weitgehend auf der Strecke und sie brauchen viel mehr Zeit als andere Kinder.
- *Taktile Überempfindlichkeit*
  Diese Kinder empfinden ihre Kleidung als drückend, die Haut juckt sie und jeder Stuhl ist ihnen zu hart. Dadurch sind sie unruhig und zappelig und können sich nicht richtg konzentrieren.
- *Gesundheitliche Probleme*
  Kinder mit gesundheitlichen Problemen wie Allergien, Infektanfälligkeit oder nicht behandelbaren Beeinträchtigungen der

Sinnesorgane wie Fehlsichtigkeit oder Schwerhörigkeit sind so beeinträchtigt, dass sie sich schlecht konzentrieren können.

- *Psychische Probleme*
  Psychische Probleme äußern sich häufig als Konzentrationsstörung. Sorgen der Kinder mit Eltern, Geschwistern und Freunden belasten sie so, dass sie an nichts anderes mehr denken können.

Bereits von klein auf müssen Kinder Eigenständigkeit entwickeln.

- *Motivationsmangel*
  Kinder wollen von Natur aus lernen und ihre Umwelt begreifen. Wenn sie in ihrer frühen Kindheit nicht genug Eigenständigkeit und Stabilität entwickeln konnten, fehlt ihnen die Voraussetzung, um interessiert und offen die Umwelt zu erforschen und zu lernen.

Damit Kinder lernen können, muss der Grund ihrer Konzentrationsstörung gefunden werden. Wenn es gelingt, diesen zu finden und die Kinder in der richtigen Weise zu unterstützen, kann sich die Konzentrationsfähigkeit der Kinder verbessern. Isolierte Papierübungsprogramme zur Konzentrationsförderung sind meist wenig erfolgreich. Sie berücksichtigen die vielfältigen Aspekte der Konzentrationsstörung zu wenig.
Nur wenn die ursächlichen Wahrnehmungsstörungen behandelt werden, ist eine Verbesserung der Konzentrationsfähigkeit zu erwarten.

Die richtige Hilfe

Wenn Sie vermuten, dass Ihr Kind eine Bewegungsauffälligkeit oder Wahrnehmungsstörung hat, sollten Sie sich rasch um eine fundierte Diagnose und Therapie bemühen. Wichtig dabei ist, über die einzelnen Therapiemöglichkeiten und ihre Zielsetzungen informiert zu sein und auch zu wissen, wie im Alltag unterstützend vorgegangen werden kann.

Die Diagnose

Wichtig ist, das Kind im Alltag genau zu beobachten und sich einen Eindruck über die Auffälligkeiten zu verschaffen.

Wenn Sie den Eindruck haben, dass Ihr Kind eine Bewegungsauffälligkeit oder Wahrnehmungsstörung hat, beobachten Sie es genau.
Versuchen Sie herauszufinden, was im Vergleich zu gleichaltrigen Kindern anders ist. Beobachten Sie, mit welchen Verrichtungen, Aufgaben und Handlungen Ihr Kind Schwierigkeiten hat und machen Sie sich Notizen.
Bewegt es sich wie gleichaltrige Kinder, spielt es ähnlich, ist es integriert, hat es eigene Ideen, wie ist seine Auffassungsgabe und Sprachentwicklung?
Wichtig ist aber auch zu beobachten, welche Dinge es gleich gut oder besser als seine Altersgenossen kann.

Gespräche

Sprechen Sie mit Ihrem Partner und Freunden, die Ihr Kind gut kennen, über Ihre Gefühle und Beobachtungen.
Sehr informativ sind Gespräche im Kindergarten und in der Schule, da das Verhalten jedes Kindes in einer Gruppe von Gleichaltrigen anders ist als zu Hause. Unter Umständen fallen in der Gruppe Besonderheiten und Schwierigkeiten Ihres Kindes im Vergleich zu anderen Kindern deutlicher auf. Ergreifen Sie daher ohne Bedenken die Initiative und gehen Sie auf die betreuenden Personen zu.

Kinderarzt und Vorsorgeuntersuchungen

Sprechen Sie mit Ihrem Kinderarzt über Ihre Beobachtungen, und lassen Sie Ihr Kind von ihm genau untersuchen.
Für den Kinderarzt ist es ohne Ihre Beobachtungen nahezu unmöglich, während einer der derzeit neun Vorsorgeuntersuchungen Entwicklungsstörungen genau zu erkennen. Er muss dabei innerhalb kurzer Zeit in einer für das Kind ungewohnten und manchmal von vorhergehenden Arztbesuchen leidvoll besetzten

Umgebung einen Eindruck von Ihrem Kind gewinnen. Da die Vorsorgeuntersuchungen in erster Linie der Krankheitsfrüherkennung dienen, bleiben dabei leider viele Teilbereiche der kindlichen Entwicklung unberücksichtigt.

Beobachtungen der Motorik und der Wahrnehmungsfähigkeit sind in den gesetzlich festgelegten Vorsorgeuntersuchungen unserer Meinung nach zu undifferenziert. Erst bei massiven Auffälligkeiten werden in der Regel gründlichere Entwicklungstests hinzugezogen.

Sprechen Sie mit dem Kinderarzt über Ihre Beobachtungen.

Immer wieder erleben wir, dass eine notwendige Therapie zu spät begonnen wird. Teilweise ist dann der Entwicklungsrückstand so groß, dass der Besuch der Regelschule fragwürdig wird.

Ihre eigenen Beobachtungen sind somit von immenser Wichtigkeit. Teilen Sie diese Ihrem Kinderarzt unbedingt mit. Sie helfen ihm bei der richtigen Einschätzung Ihres Kindes. Fordern Sie bei Auffälligkeiten im Bereich der Motorik und der Wahrnehmungsfähigkeit unbedingt eine genaue Diagnostik. Diese sollte von Ärzten oder Therapeuten durchgeführt werden, die viel Erfahrung in der Arbeit mit Kindern haben und somit Ihr Kind in der Qualität seiner Bewegungen und Handlungen richtig beurteilen können.

Spezielle Bewegungstherapie

Spätestens bei wiederholten Auffälligkeiten in der Rubrik »Motorik und Nervensystem« im Vorsorgeheft Ihres Kindes sollte dieses eine spezielle Bewegungstherapie erhalten, die vom Kinderarzt verschrieben wird. So lassen sich massivere Auswirkungen der Bewegungsauffälligkeiten und Wahrnehmungsstörungen vermeiden.

Oft bekommen Eltern die Information, dass sich Bewegungsauffälligkeiten und Wahrnehmungsstörungen »verwachsen«. Dieser falsche Trost kann dazu führen, dass wichtige Entwicklungszeit ungenutzt verstreicht.

Je jünger Kinder zu Beginn einer Behandlung sind, umso weniger klafft die Schere ihres Entwicklungsdefizits auseinander. In der Regel können sie ihre Entwicklungsrückstände schneller aufholen und sind durch Misserfolge weniger verhaltensauffällig als ältere Kinder. Der Therapieerfolg ist deshalb bei jüngeren Kindern meist größer und schneller sichtbar.

Die verschiedenen Therapieangebote

Es gibt nicht *die* richtige Therapie, sondern es muss immer individuell entschieden werden, welcher Ansatz für ein Kind am förderlichsten ist.

Bis vor wenigen Jahren bestand für bewegungsauffällige und wahrnehmungsgestörte Kinder ein Mangel an geeigneten Behandlungsmöglichkeiten.
Heute gibt es zumindest im städtischen Umfeld eine Vielzahl von Therapieangeboten. Zur Übersicht werden einige der häufigsten Therapiemöglichkeiten dargestellt. Die einzelnen Berufsgruppen arbeiten alle nicht ausschließlich mit Kindern. Einige Therapeuten haben sich jedoch auf die Arbeit mit Kindern spezialisiert.
Alle diese Berufsgruppen arbeiten in freien Praxen, Krankenhäusern, Sondereinrichtungen, Frühförderstellen und Beratungseinrichtungen. Berücksichtigen Sie bei einer erwogenen Therapie, dass Sie teilweise längere Wartezeiten einkalkulieren müssen.

Ergotherapie

Auf der Grundlage der normalen Kindesentwicklung und aufbauend auf Beobachtungen und Testergebnissen der Entwicklungs- und Wahrnehmungsdiagnostik werden Kinder in jedem Alter von Ergotherapeuten behandelt.
Im Kleinkindesalter geht es einerseits um gezielte Unterstützung während der Therapie, damit der Entwicklungsrückstand wahrnehmungsgestörter Kinder aufgeholt wird, andererseits um die Anleitung der Eltern. So können in der Therapie erarbeitete Lerninhalte im Alltag umgesetzt werden.

Im Kindergartenalter, wenn sich die Bewegungs- und Handlungsfähigkeit des Kindes immer mehr differenziert, kommen zu motorischen Angeboten zielgerichtete Tätigkeiten im Bereich der Feinmotorik, des Werkens, Gestaltens und Malens bis hin zum Erlangen einer qualitativ guten Stifthaltung.
In einigen Praxen für Ergotherapie arbeiten ausgebildete Linkshänderberaterinnen nach Dr. Barbara Sattler. Kinder, die Probleme haben, ihre Händigkeit zu entwickeln und lange die Arbeitshand wechseln, können hier diagnostiziert und zielgerichtet unterstützt werden.
Um die Einschulung herum beobachten Ergotherapeuten, ob ein Kind die erforderlichen Fähigkeiten erworben hat, um im Schulalltag erfolgreich zu sein. Ist dies nicht der Fall, werden die fehlenden Kompetenzen vorwiegend im Bereich der Fein- und Graphomotorik erarbeitet. Auch das Erfassen und Wiedergeben von Formen als Grundvoraussetzung für Malen und Schreiben wird geübt. Die Voraussetzung zur Rechenfähigkeit, das Erfassen von Mengen, kann zudem Inhalt der Ergotherapie sein.
Im Grundschulalter bestehen bei manchen Kindern noch Defizite der gesamtmotorischen Koordination. So können sie im normalen Schulsport nicht mithalten. Fein- und graphomotorische Probleme verhindern das Erlernen der Schrift in der vorgesehenen Zeit, sodass die betroffenen Kinder zu lange brauchen und zudem vom Inhalt des Unterrichts abgelenkt sind. Hier kann die Ergotherapie sehr hilfreich sein, damit der Besuch der Regelschule ermöglicht wird. Entwicklungsstörungen in der Grob- und Feinmotorik, der Wahrnehmung und im Sozialverhalten werden über einen ganzheitlichen Therapieansatz in Einzel- oder Gruppentherapie behandelt.

Der Ansatz der Ergotherapie berücksichtigt das Kind in seiner Gesamtpersönlichkeit mit seinen motorischen, psychisch-geistigen und sozialen Anteilen.

Durch kindgerechte Übungsangebote, teilweise spielerisch in Alltagshandlungen integriert oder über Werktechniken vermittelt, werden zusammenhängende Handlungsabläufe und Einzelfunktionen geübt.

Die so genannte psychomotorische Übungsbehandlung und die »Sensorische Integrationstherapie« sind häufig angewandte Therapiemethoden und geben den Ergotherapeuten und anderen Berufsgruppen die Möglichkeit, auf breiter Basis mit bewegungs- und wahrnehmungsgestörten Kindern zu arbeiten. Die Ausbildung der Ergotherapeuten ist medizinisch fundiert. Die Therapie wird von Ärzten verschrieben und von den Krankenkassen bezahlt.

Krankengymnastik

Krankengymnasten behandeln überwiegend grobmotorische Auffälligkeiten der Kinder. Für bewegungsauffällige Säuglinge und Kinder gibt es unter anderem die Methoden nach Vojta und Bobath, die auf neurophysiologischer Grundlage arbeiten. Mit diesen Methoden werden über spezielle Übungen normale Bewegungen beim Kind angebahnt und eingeübt.
Die Krankengymnasten behandeln gezielt Haltungsauffälligkeiten der Kinder: Fehlstellungen und Haltungsschwächen im Bereich der Wirbelsäule, der Hüften, Beine und Füße, wie zum Beispiel Skoliose, Knick-, Senk- oder Plattfüße.
Einige Krankengymnasten arbeiten mit älteren Kindern über einen psychomotorischen Ansatz.

Motopädie

Motopäden sind ausgebildete Pädagogen (Lehrer, Erzieher, Heilpädagogen) mit einer Zusatzausbildung. Sie arbeiten ergänzend zu einer medizinisch orientierten Therapie mit Gruppen bewegungs- und wahrnehmungsgestörter Kinder.

Logopädie – Sprachheilerziehung – Atem-, Sprech-, Stimmtherapie

Sehschwächen und Sprachstörungen müssen gesondert behandelt werden.

Diese Berufsgruppen arbeiten mit Kindern, die Sprachentwicklungsverzögerungen oder Sprechstörungen wie Stottern, Stammeln oder einen Dysgrammatismus haben. Sprache ist eine hoch differenzierte motorisch-geistig-seelische Leistung. Kinder mit Bewegungsauffälligkeiten und Wahrnehmungsstörungen haben häufig Sprach- und Sprechstörungen. Sie müssen neben einer speziellen bewegungsorientierten Therapie sprachtherapeutisch behandelt werden.

Heilpädagogik

Heilpädagogen arbeiten mit Kindern, deren Schwierigkeiten eher im psycho-sozialen und geistigen Bereich liegen. Ein weiterer Schwerpunkt der heilpädagogischen Arbeit ist die Elternberatung bei Erziehungs- und Familienproblemen. Manche Heilpädagogen bieten auch heilpädagogisches Reiten und Voltigieren an.

Orthoptik

Aufgabe der Orthoptisten ist die Verhütung, Diagnose und Behandlung von Schielerkrankungen, Sehschwächen und des Augenzitterns.

Schielen kann zu Entwicklungsstörungen und Lernschwierigkeiten führen.

Für die unterschiedlichen Formen der Schielerkrankungen stehen den Orthoptisten verschiedene Untersuchungs- und Behandlungsmöglichkeiten zur Verfügung. Bei Kindern mit Entwicklungsauffälligkeiten und deren Folgen, zum Beispiel Lese-Rechtschreibschwäche, müssen zusätzliche Störfaktoren wie Abweichung im ein- und beidäugigen Sehen ausgeschlossen, beziehungsweise, wenn vorhanden, auch gezielt behandelt werden.

In der Beratung durch Orthoptisten werden Eltern, Kinder und Ergotherapeuten und gegebenenfalls Pädagogen über mögliche Hilfestellungen im kindlichen Alltag informiert.

Kinderpsychologie – Kinderpsychiatrie

Diese Berufsgruppen arbeiten mit Kindern, deren Probleme überwiegend im psycho-sozialen Bereich liegen. Die Einbeziehung der Eltern und anderer Betreuungspersonen ist für den Therapieerfolg von entscheidender Bedeutung.

Es gibt unterschiedliche Ansätze, zum Beispiel verhaltenstherapeutisch oder familientherapeutisch.
Bewegungs- und wahrnehmungsgestörte Kinder entwickeln teilweise Verhaltensauffälligkeiten und brauchen dann neben einer speziellen Bewegungstherapie eine psychologische oder psychiatrische Betreuung.

Die Arbeit der verschiedenen Therapeuten hat, bedingt durch ihre unterschiedlichen Ausbildungen, unterschiedliche Ansätze. Daher müssen einige Kinder verschiedene Therapieangebote parallel wahrnehmen, die der Kinderarzt verordnet.

Förderung zu Hause und in der Ergotherapie

Die Förderung und Erziehung Ihres Kindes im gesamten Alltag ist die wesentliche Grundlage der kindlichen Entwicklung. Die Ergotherapie gelingt um so besser, wenn eine konstruktive Zusammenarbeit zwischen Eltern und Therapeuten zustande kommt.

Frühe Förderung verhindert Entwicklungsverzögerung

Kinder entwickeln sich auf der Grundlage eines genetisch festgelegten Plans, der bei allen Menschen ungefähr gleich abläuft. Leichte individuelle Abweichungen davon sind normal. Wichtig ist, dass alle Entwicklungsstufen durchlaufen werden.
Die Grundlage der kindlichen Entwicklung ist die Bewegung und die Schulung der Sinne. Nur, wenn Ihr Kind seinen Körper und die Umwelt aktiv handelnd erfahren kann, erschließt sich ihm die Welt: Durch Anfassen und Tun kommt es zum Be-greifen. Wenn Ihr Kind durch eine Bewegungsauffälligkeit oder Wahrnehmungsstörung beeinträchtigt ist, so wie unsere drei beschriebenen Kinder Martin, Philipp und Daniel, braucht es Unterstützung. Dies ist wichtig, damit keine Entwicklungsverzögerungen bestehen bleiben, die das Kind in seinem weiteren Leben nachhaltig beeinträchtigen.
Wenn Sie seine Probleme verstehen, können Sie ihm zu Hause und durch eine Therapie so früh wie möglich helfen.

Die Förderung des hypotonen Kindes

Der Säugling braucht Anregung zur eigenen Aktivität.

Folgende Möglichkeiten bestehen, ein hypotones, wahrnehmungsgestörtes Kind, das Ähnlichkeiten mit Martin hat, zu Hause zu unterstützen:

Aufmerksamkeit – Ihr Säugling schläft auffallend viel und bewegt sich während seiner Wachphasen wenig. Schenken Sie ihm während seines Wachseins Ihre volle Aufmerksamkeit. Erledigen Sie Hausarbeit und andere Tätigkeiten, wenn er schläft.

Anregung – Geben Sie Ihrem Säugling viel Anregung, und motivieren Sie ihn zu Aktivitäten. Nehmen Sie ihn früh überall mit hin. So nimmt er viele Sinneseindrücke auf. Schaukeln und

Drehen, Massieren und Knuddeln fördern das Körpergefühl und die Eigenwahrnehmung.
Die Massagen sollten zur Aktivierung von den Händen und Füßen zum Herzen hin und von unten nach oben, also von den Füßen zum Kopf, durchgeführt werden.
Tobespiele machen Ihrem Säugling wahrscheinlich anfangs etwas Angst. Beginnen Sie deshalb langsam und steigern Sie dann die Dynamik. Lageveränderungen sind eine wichtige Stimulation für Ihr Baby.
Wenn Ihr Säugling greifen kann, locken Sie ihn mit Spielzeug. Er muss viele Tasteindrücke sammeln und unzählige Bewegungswiederholungen durchführen, damit er sich altersgemäß entwickeln kann.
Animieren Sie ihn, das Stützen, Kopfheben und später das Spielen und Robben in der Bauchlage zu üben. Er liegt vermutlich lieber auf dem Rücken oder in einer Babywippe. Diese Position verhindert allerdings den Tonusaufbau und einen Kraftzuwachs. Aus der Bauchlage entwickeln sich die Fortbewegung, Robben und Krabbeln und die Aufrichtung zum Sitzen und Stehen.
Sobald Ihr Kleinkind sich fortbewegen kann, locken und unterstützen Sie es, damit es sich viel bewegt. Es neigt dazu, Bewegung zu vermeiden.
Gemeinsame Krabbelspiele bringen Ihr Kind dazu, seine Kraft- und Lustlosigkeit zu überwinden. Tragen Sie es nicht zu oft dort hin, wo es hin will. Sonst lernt es früh, dass es leichter ist, so lange zu schreien, bis es getragen wird, als sich mit Rollen, Robben oder Krabbeln abzumühen. Spielzeug, das sich selbst bewegt, animiert das Kind zur Bewegung, wie ein Ball, ein Ziehauto oder eine Hängematte, in der es ständig Ausgleichsbewegungen machen muss. Ein Haustier wie ein Hund oder eine Katze ist auch ein guter Bewegungsanreiz.

Das hypotone Kind braucht viele Bewegungsanreize.

Handführung – Helfen Sie Ihrem Kind beim Klettern und führen Sie es an der Hand. Auch wenn es für Ihr Kind schwierig

Das Kind muss seine Bewegungsausdauer steigern.

ist, soll es mit so wenig Hilfe wie möglich selber auf seinen Hochstuhl oder aufs Sofa klettern. Später sind Tretautofahren, Dreiradfahren, Rennen und Hüpfen Aktivitäten, die Ihrem Kind schwer fallen, die es vermeidet und zu denen Sie es motivieren sollten. Vielfältige Bewegung ist wichtig für Ihr Kind.
Lassen Sie Ihr Kind viele Wege selber gehen, obwohl es lieber getragen oder im Kinderwagen gefahren werden möchte. Nehmen Sie sich viel Zeit und Geduld und versuchen Sie, dass Ihr Kind seine Bewegungsausdauer kontinuierlich steigert. Nur so kann es gelingen, dass Ihr Kind trotz eines zu niedrigen Tonus und seiner Bewegungsvermeidung in seiner gesamten Entwicklung nicht zurückbleibt.

Bewegungen herausfordern – Ihr Kind braucht Spielgeräte, die Bewegungen herausfordern wie ein Schaukel- und Klettergerüst im Garten oder ein Stockbett mit Kletter- und Rutschzusätzen. Riesenbausteine aus Schaumstoff aus einer Schaumstofffabrik, große Holzbauklötze oder Riesenlegos sind für Ihr hypotones Kind besser geeignet als Spielsachen, mit denen an einem Platz sitzend gespielt wird, wie zum Beispiel Puzzles, Steckspiele oder Aufziehspielzeug.
Tägliche Spielphasen im Freien und Ausflüge in die Natur sind für hypotone Kinder noch wichtiger als für andere Kinder. Bringen Sie Ihr Kind schon früh mit anderen Kindern zusammen; sie motivieren sich gegenseitig besser, als Erwachsene dazu in der Lage sind.
Geben Sie Ihrem Kind im Kindergartenalter Gelegenheit, großflächig mit Fingerfarben, Wasserfarben und großen Borstenpinseln zu malen und mit einfachen Werk- und Bastelmaterialien seine feinmotorische Geschicklichkeit zu üben.
Sein Zimmer sollte groß und nicht zu voll sein, damit es sich darin großräumig bewegen kann.
Im Vorschulalter wird es sicherlich schwieriger, Ihr Kind zur Bewegung zu motivieren. Unter Umständen hat es oft erfahren,

dass es nicht so schnell und gewandt im Vergleich zu anderen Kindern ist. Es vermeidet Anstrengung und die zu erwartenden Misserfolge. Lassen Sie nichts unversucht, Ihr Kind in Bewegung zu bringen. Vielleicht wird es durch Aktivitäten mit anderen Familien, die es mögen und zu denen es Vertrauen hat, eher animiert. Wichtig ist, dass es sich angenommen fühlt und keinen Konkurrenzdruck hat.

Fernsehen – Fernsehen ist der Aktivitätskiller Nummer eins! Auch Computerspiele, die es schon für Vorschulkinder gibt, sind das pure Gift für Ihr hypotones Kind!
Gestalten Sie Ihren Alltag und Ihre Freizeit mit dem Kind so, dass vielfältige Bewegungsmöglichkeiten gegeben sind.
Laufen Sie die Treppe hinauf, anstatt Aufzug zu fahren, laufen Sie zum Kindergarten, anstatt Ihr Kind im Fahrradsitz zu fahren, wobei dies auch schon viel besser ist, als es mit dem Auto hinzubringen. Wandern Sie, anstatt mit dem Auto ins Kinderkino zu fahren, und gehen Sie mit ihm schwimmen und auf den Trimmpfad.

Vorbild sein – Wenn Sie selbst ein »Bewegungsmuffel« sind, wird Ihr Kind sich schon aus diesem Grund nicht zu einem »Bewegungsfan« entwickeln. Vielleicht ist diese Erkenntnis eine Möglichkeit für Sie, eine neue »Sportlichkeit« zu entwickeln, sodass Ihr Kind erlebt: Bewegung macht Spaß!

Ganz wichtig für Ihr hypotones Kind ist das Vorbild durch Sie und seine Geschwister.

Fördern Sie in jedem Alter die Selbstständigkeit Ihres Kindes. Es neigt dazu, Anstrengungen zu vermeiden. Dadurch lernt es alltägliche Verrichtungen schwerer. Nur wenn Sie diese geduldig mit ihm üben, erlangt es ausreichende Fertigkeit in Dingen wie Anziehen, Schuhe binden, Zähne putzen, Aufräumen usw.

Manche hypotone, wahrnehmungsgestörte Kinder benützen ihre Eltern wie Butler. Denken Sie daran, dass Ihr Kind nur durch eigene Aktivität und eigene Sinnes- und Bewegungserfahrung lernt!

Spezielle Behandlungsmöglichkeiten in der Ergotherapie für ein hypotones, wahrnehmungsgestörtes Kind

Die Therapie zielt darauf ab, den Tonus zu normalisieren und die entstandenen Defizite aufzuholen.

Vor allem ältere Kinder müssen in der Therapie erst einmal behutsam motiviert werden, damit sie sich auf Bewegungsangebote einlassen können. Ihre Misserfolge und ihre daraus resultierende Unlust sind so groß geworden, dass sie alles vermeiden, was ihnen Schwierigkeiten macht. Lustbetonte, spielerische Übungsangebote, einzeln oder in einer kleinen Gruppe, und die Vermittlung von Erfolgserlebnissen lassen fast jedes hypotone Kind bald Spaß an der Bewegung finden.
Übungen, die den Tonus erhöhen, sind beispielsweise Schaukeln im Sitzen oder Stehen auf einem großen, hängenden Schaukelbrett. Auch Trampolinspringen und Tobespiele auf Matratzen, Wurfspiele mit schweren Materialsäckchen, Transportspiele mit vollgeladenen Kisten und Spiele, bei denen das eigene Körpergewicht getragen wird, wie Schaukeln an einer Stange oder sich auf einer Gymnastikbank entlangziehen oder -schieben, sind zur Tonusnormalisierung gut geeignet. Ebenso sind Spiele in Bauch- und Rückenlage auf einem Rollbrett, das als Auto, Lastwagen oder Ähnliches eingesetzt wird, förderlich.
Hypotone Kinder haben zu ihren grobmotorischen Problemen oft Schwierigkeiten mit feinmotorischen Verrichtungen. Ausdauernde Geschicklichkeitsspiele, Werkarbeiten oder auch Bastelarbeiten können sie nicht durchhalten, weil sie ihnen zu anstrengend sind. Beim Malen und Schreiben fehlt ihnen die Stabilität und Kraft, um aufrecht zu sitzen. Hypotone Kinder stützen sich oft auf die Unterarme, liegen fast auf dem Tisch oder müssen ihren Kopf abstützen. Oftmals fällt es ihnen schwer, einen Stift so zu halten, dass schnelles, flüssiges Schreiben möglich wird. Sie benützen zusätzlich den Mittel- oder

auch noch den Ringfinger, um den Stift stabiler halten zu können. Dies geht häufig zu Lasten der Fingerbeweglichkeit, die später beim Schreiben in einem hohen Maß erforderlich ist.

Die Förderung des hyperaktiven, wahrnehmungsgestörten Kindes

Wichtig ist, dass das Kind immer wieder zur Ruhe findet und nicht überreizt wird.

Folgende Möglichkeiten gibt es, um ein hyperaktives, wahrnehmungsgestörtes Kind, das Ähnlichkeiten mit Philipp hat, zu Hause zu unterstützen:

Reizarme Umgebung – Ihr Säugling ist unruhig und lässt sich durch jeden Umweltreiz stören und ablenken. Schaffen Sie ihm eine reizarme Umgebung mit möglichst wenig Geräuschen und Dingen, die es visuell ablenken. Vermeiden Sie unbedingt eine Radio- und Fernsehberieselung, auch wenn Ihnen dies als eigene Einschränkung erscheint.
Stillen Sie Ihr Baby möglichst in einem ruhigen Raum. Am Wickeltisch und im Bettchen sollten möglichst keine Spielsachen oder Pflegeartikel und keine großen, grellen Stoff- oder Tapetenmuster Ihr Kind ablenken. Kleiden Sie sich und Ihr Kind nicht in grellrote Kleidung. Diese Farbe wirkt stimulierend und macht Ihr Kind noch unruhiger.
Ihr Kind bewegt sich unruhig und hektisch. Es versucht damit unbewusst, sich und seinen Körper ausreichend zu spüren und wahrzunehmen. Durch seine hirnorganischen Verarbeitungsstörungen erfährt es Reize nur abgeschwächt und diffus.

Körperkontakt – Ihr Kind braucht einen eindeutigen, festen Körperkontakt. Tragen Sie es deshalb häufig in einem Tragetuch am Körper. Massagen unterstützen es darin, sich selbst zu spüren. Massieren Sie es langsam und mit leichtem Druck vom Herzen weg zu den Händen und Füßen und von oben nach unten, also

vom Kopf zu den Füßen. So wirkt die Massage eher sammelnd und beruhigend. Durch die Verwendung von Kamillen-, Lavendel- und Melissenöl können Sie dies zusätzlich unterstützen.
Da alle Dinge der Umgebung nur für einen kurzen Moment die Neugier Ihres Kindes wecken, sollten Sie ihm gleichzeitig lediglich drei bis vier Spielsachen geben. Wechseln Sie diese lieber alle ein bis zwei Tage gegen andere Dinge aus. So kann es immer wieder neue Erfahrungen mit den gleichen Dingen machen. Durch ein Überangebot an Spielmaterial kann es sich noch weniger auf eine Sache konzentrieren.

Ein fester Rhythmus im Tagesablauf gibt dem hyperaktiven Kind Halt.

Fester Rhythmus – Ihr Kind braucht einen festen Rhythmus, Rituale und einen klaren Tagesablauf. Dadurch bekommt es Sicherheit und lernt sich zu orientieren. Zum Beispiel: immer die gleiche Tischordnung, erst derselbe Reim, dann das Essen, erst das allabendliche Gutenachtlied, dann der Kuss.

Klare Handlungsanweisungen – Ihr hyperaktives, wahrnehmungsgestörtes Kind ist noch stärker als andere Kinder darauf angewiesen, dass es ganz klare Handlungsanweisungen und Grenzen erfährt. Dadurch bekommt es den Halt, den es sich nicht selber geben kann.
Beim Spiel braucht Ihr Kind Anregung, um mit einem Spielzeug immer neue Spielmöglichkeiten zu erfahren. Auf sich gestellt, neigt es dazu, einseitig und unkonzentriert zu spielen.

Fernsehen – Besonders nachteilig wirkt sich auf Ihr Kind das Fernsehen aus. Es wird dadurch noch chaotischer, als es schon ist. Es kann sich nicht auf die schnelle Bild- und Szenenfolge konzentrieren und den Inhalt des Films erfassen. Ähnliches gilt für Computerspiele.

Mangelndes Schmerzempfinden – Ihr Kind spielt gerne draußen. Es tobt herum, springt überall herunter und lässt sich dabei häufig auf seine Knie fallen. Es rennt meist wild umher und stößt sich häufig an. Dabei scheint es keinen Schmerz zu kennen. Sein Gehirn erfährt dadurch eine starke Stimulation. Es braucht diese starken Reize, da schwächere Reize zu wenig integriert werden. Ihr Kind spürt auch nicht, wenn es mit anderen Kindern zu grob ist und ihnen wehtut. Insgesamt fehlt es ihm an Sensibilität. Es kann zum Beispiel stundenlang mit nassen Gummistiefeln herumlaufen, ohne dies zu spüren.

Bewegungsdrang – Ihr Kind schaukelt gern und heftig. Es kann kaum genug davon bekommen. Sein vestibuläres System verarbeitet diese Reize zu wenig. Für dieses Kind ist es noch wichtiger als für andere Kinder, dass es seinen Bewegungsdrang ausleben kann. Erst danach ist es ihm möglich, sich kurz zu sammeln und zu konzentrieren und sich mit Ruhe auf eine Tätigkeit einzulassen.

Erst wenn sich das Kind ausgetobt hat, kann es sich konzentrieren.

Wegen der undifferenzierten Verarbeitung von Sinnesreizen neigt Ihr Kind zu Lernstörungen. Durch sprunghaftes, zu schnelles und unüberlegtes Vorgehen kommt es zu ungenauem Wahrnehmen und Handeln.

In der Vorschulzeit kommt es bei Kindern wie Philipp zu großen Problemen mit feinmotorischen Tätigkeiten. Weil er sie von vorneherein vermeidet, hat er keine Erfahrung. Beim Basteln, Schneiden, Kleben und Malen ist er ungeschickt, feine Materialien gehen kaputt und er hat keine Ruhe und Geduld, etwas fertig zu machen. Seine gemalten Bilder sind chaotisch. Meist ist ihm das Papier zu klein und der Druck auf den Stift ist so stark, dass ein genaues Dosieren und Zielen nicht möglich ist. Somit gelingen ihm exaktes Ausmalen und das Zeichnen von Formen nicht. Dies ist aber eine Grundvoraussetzung zum späteren Schreibenlernen.

Manchen Kindern hilft es, zwischen Schule und Hausaufgaben draußen zu spielen. Versuchen Sie, eine feststehende Regel für Ihr Kind zu finden, wie und wo es seine Hausaufgaben durchführt. Es wird dazu neigen, Absprachen zu übergehen und ständig mit Ihnen zu verhandeln. Klare Absprachen geben ihm Sicherheit und Halt.

Geringe Frustrationstolerenz – Sobald eine Tätigkeit komplexer und schwieriger wird, springt Ihr Kind auf, läuft ziellos herum oder findet kurzzeitig eine andere Beschäftigung. Es hat keine Ruhe und Ausdauer, um Aufgaben und Probleme zu lösen. Seine Frustrationstoleranz ist sehr gering. Ihr Kind hat oft erfahren, etwas nicht zu können, und ist daher sehr schnell auf sich und seine Umgebung wütend. So kann es sich schreiend und stampfend über den blöden Schuh ärgern, den es nicht binden kann. Versuchen Sie, Ihrem Kind bei seinen Problemen zu helfen: Bieten Sie ihm verschiedene Lösungsmöglichkeiten und Teilschritte an. Nur dadurch lernt es, wie es Aufgaben und Probleme selber lösen kann. Dies stärkt sein Selbstbewusstsein und seine Bereitschaft, bewusster zu handeln.

Ständige Übungen und Wiederholungen machen das Kind sicherer.

Um Tätigkeiten sicher zu beherrschen, sind häufige Wiederholungen nötig. Unruhige Kinder, die Wiederholungen vermeiden, haben Schwierigkeiten, Tätigkeiten zu automatisieren. Komplexe Handlungen sind jedoch nur möglich, wenn sie in Teilen automatisch ablaufen, wie dies zum Beispiel erforderlich ist, wenn ein Kind sich gleichzeitig anziehen soll und vom Kindergarten erzählt.

Ohne Zweifel sind hyperaktive, wahrnehmungsgestörte Kinder sehr anstrengend für ihre Eltern und ihre Mitmenschen.

Ihr Kind entwickelt teilweise störende Verhaltensweisen. Es streitet viel, macht scheinbar absichtlich Sachen kaputt oder stört häufig im Schulunterricht. Mit diesen Verhaltensweisen holt es sich negative Zuwendung und Aufmerksamkeit von Kindern, Eltern und Lehrern. Es handelt hierbei jedoch aus Not und nicht aus Bosheit. Eigentlich braucht es besonders viel positive Zuwendung, Förderung und Unterstützung. Für Sie als Eltern ist es wichtig, sich dies bewusst zu machen. Versuchen

Sie, Ihr Kind stundenweise jemand anders anzuvertrauen, und schaffen Sie sich bewusst einen Ausgleich. Dies hilft Ihnen wieder, mit der nötigen Ruhe und Ausgeglichenheit auf Ihr Kind zuzugehen.

Eindeutige Absprachen und Regeln – Im täglichen Umgang sind eindeutige Absprachen und Regeln nötig. Das Kind erfährt so die klare Führung und den Halt, den es in seinem eigenen Chaos braucht.

Spezielle Behandlungsmöglichkeiten in der Ergotherapie für ein hyperaktives, wahrnehmungsgestörtes Kind

In der Therapie wird Ihr Kind angeleitet, sich selbst, seinen Körper und seine Umgebung differenzierter zu erfahren. Durch strukturierte Übungsangebote und klare Aufgabenstellungen lernt es, seine Handlungen besser zu planen, seine Bewegungen genauer zu dosieren und sich besser zu konzentrieren. Unter anderem durch den Wechsel von Spannung und Entspannung oder von Schnelligkeit und Langsamkeit wird es sensibler und aufnahmefähiger.

Die Therapie zielt darauf ab, die Basissinne zu stimulieren und deren Integration zu verbessern.

Übungen, die Ihr Kind fördern, sind beispielsweise Schaukeln mit Abstoppen und verschiedenen Richtungswechseln. Beim pausenlosen Schaukeln in eine Richtung erfährt das vestibuläre System nach kurzer Zeit keine Anregung mehr. Ähnlich verhält es sich mit Rennen: Ihr Kind rennt wild, plan- und ziellos umher. Abstoppen auf Kommando oder Richtungswechsel auf ein Signal fördern seine Fähigkeit, sich zu steuern und zu bremsen. Über die Therapie verbessert Ihr Kind die Genauigkeit und Behutsamkeit seiner Bewegungen. Somit bekommt es die Voraussetzungen, sich zielgerichteter zu bewegen.

Dies ist eine wichtige Voraussetzung für fein- und graphomotorisches Arbeiten. Durch Heranführen über strukturierte Vorgaben und konkrete Begrenzungen kann Ihr Kind lernen, selbst Grenzen zu finden. Zum Beispiel kann für Ihr Kind das Ausmalen von Malbüchern hilfreich sein. Das Heranführen an die Grundformen der Schrift muss unter Umständen gezielt geübt werden, da das Kind im freien Malen oftmals in unstrukturierter Weise vorgeht. So lernt es nicht, exakte Formen, wie Kreise, Vierecke, Dreiecke etc., die es später für Buchstaben und Zahlen braucht, exakt wiederzugeben.

Die Förderung des wahrnehmungsgestörten Kindes mit taktiler Überempfindlichkeit

Enger Körperkontakt und sanfte Lageveränderungen stimulieren die Basissinne.

Folgende Möglichkeiten bestehen, ein wahrnehmungsgestörtes Kind mit taktiler Überempfindlichkeit, das Ähnlichkeiten mit Daniel hat, zu Hause zu unterstützen:

Vorsichtig bewegen – Ihr Säugling reagiert auf plötzliche Lageveränderung und Körperkontakt abwehrend. Er ist zufrieden, wenn er in Ruhe gelassen und nicht bewegt wird. Schmusen Sie mit ihm, auch wenn er anfangs ablehnend reagiert. Er braucht dies zur Entwicklung seiner emotionalen Sicherheit.

Tragen und Schaukeln – Tragen Sie Ihren Säugling viel herum. Schaukeln Sie Ihr Baby vorsichtig, aber regelmäßig in einer Hängematte. Massieren Sie es langsam und mit unterschiedlichem Druck. Auch Streichungen mit verschiedenen Materialien, zum Beispiel Frottee, Schwämmen, einer Babybürste und ähnlichen Dingen, sind hilfreich, damit ihr Säugling seine Überempfindlichkeit gegen Berührung abbauen kann.
Das Hauptproblem Ihres Kindes ist, dass es Sinneseindrücke nicht richtig verarbeiten kann. Es reagiert mit Abwehr- und Vermeidungshaltung. Dadurch kommt es zu Entwicklungsverzögerungen. Durch gezielte Stimulationen bekommen die Sinnessysteme dieses Kindes vermehrt Informationen zugeführt. So wird seine Verarbeitungsschwäche teilweise ausgeglichen.

Zur Bewegung animieren – Ihr Kind bewegt sich erst spät fort und vermeidet Kontakt zum Boden und zu Spielmaterialien. Es berührt alles nur kurz und bleibt nicht lang bei einer Tätigkeit. Dadurch macht es zu wenig Tasterfahrungen, auf deren Grundlage es lernen kann. Animieren Sie Ihr Kind, sich fortzubewegen, zu rollen, zu krabbeln, sich selbst hinzusetzen. Es braucht eine Vielzahl von Sinneseindrücken und Bewegungserfahrungen, um sich altersgemäß und lückenlos entwickeln zu können. Erst, wenn es ausgiebig gerobbt ist, wird es gut koordiniert krabbeln; nur wenn es lange und ausdauernd gekrabbelt ist, wird sein Gang gut koordiniert sein.

Viele Kinder wie Daniel krabbeln mit geschlossenen Fäusten oder ziehen die Füße oder Knie vom Boden weg. Dies ist ein sicherer Hinweis für eine Vermeidung der Berührung mit dem Boden und lässt auf eine starke taktile Überempfindlichkeit schließen.

Vielfältig eingeübte und im Gehirn gespeicherte Bewegungsmuster führen zur Automatisierung von Bewegungen. Erst dadurch wird eine gute Bewegungsplanung möglich.

Spiele und Übungen fördern die Bewegungserfahrungen des Kindes.

Ihr Kind kann die Ausmaße seines Körpers und dessen Bewegungsmöglichkeiten nicht richtig einschätzen. Sie können es fördern, indem Sie es seine Körpergrenzen im Spiel deutlich spüren lassen: Krabbeln unter Stühlen oder durch einen Spieltunnel, Sitzen in Kartons und Kisten unterschiedlicher Größe, Spielen in einem Labyrinth aus vielen gesammelten Pappschachteln sind einige solcher Spielmöglichkeiten.

Um laufen zu lernen, braucht Ihr Kind sehr lange und fällt oft hin. Üben Sie das Gehen, indem Sie es an den Händen festhalten, und lassen Sie es über viele verschiedene Unterlagen gehen: Gras, Sand und Steine. Im Sommer kann Ihr Kind besonders viele Tasteindrücke sammeln, wenn es sich nackt bewegt und barfuß geht. Die Kleidung mildert Tasteindrücke stark ab. Behalten Sie die regelmäßigen Massagen und Streichungen weiterhin bei.

Schaukeln und drehen Sie Ihr Kind regelmäßig, auch wenn es noch ängstlich dabei ist. Nehmen Sie es dazu auf den Schoß, damit es sich sicher fühlt.

Bewegungen führen – Führen Sie Ihr Kind bei allen Bewegungen, die es allein nicht schafft. Nehmen Sie ihm die Bewegung nicht ab, sondern helfen Sie ihm dabei: Wenn es zum Beispiel nicht von einem Klettergerüst rückwärts wieder herunterklettern kann, stellen Sie ihm die Füße auf die richtige Sprosse. Wenn es nicht mit dem Löffel essen kann, führen Sie seine Hand.

Gestalten Sie die Umgebung des Kindes ruhig und überschaubar.

Nachahmung – Bringen Sie Ihr Kind frühzeitig mit anderen Kindern zusammen. Es wird dadurch angeregt und lernt durch Nachahmung. Setzen Sie es keinen unüberschaubaren Situationen aus, wie sie in großen Kindergruppen, Kaufhäusern und auf Rummelplätzen bestehen. Es hat Schwierigkeiten, solche komplexen Situationen zu überschauen und ist dadurch überfordert.
Zu viele Spielmaterialien, zu viele Geräusche aus Radio und Fernsehen, eine unruhige Wohnungsgestaltung und ein unüberschaubarer Tagesablauf irritieren Ihr Kind. Es reagiert darauf passiv und ängstlich oder aggressiv und überdreht.
So, wie Sie Ihr Kind beim Erlernen seiner Körperbewegungen unterstützen können, braucht es Anleitung im Umgang mit anderen Personen. Es hat Schwierigkeiten, mit anderen Kindern in Kontakt zu treten, und wirkt unsicher oder reagiert zuweilen aggressiv. Mimik, Gestik und Handlungen seiner Mitmenschen sowie komplexere soziale Zusammenhänge kann es nicht richtig verstehen. Sie helfen Ihrem Kind, indem Sie Handlungsmöglichkeiten mit ihm zusammen Schritt für Schritt durchführen.

Konkrete Handlungsanweisungen – Ihr Kind braucht mehr Führung und konkrete Handlungsanweisungen als andere Kinder.

Es wird sonst durch erfolgloses Ausprobieren entmutigt. Überhaupt braucht es ganz klare Regeln in der Familie und in seinem Umfeld.
Da es Schwierigkeiten hat, sich Abläufe, Reihenfolgen und Zusammenhänge zu merken, braucht es mehr Wiederholungen als andere Kinder, um sich Dinge merken zu können. Ihr Kind lernt nur durch eigene Erfahrungen und nicht dadurch, dass Sie ihm Handlungen abnehmen.

Fernsehen – Lassen Sie Ihr Kind nicht Fernsehen oder Kassetten hören. Die schnellen Bildfolgen beim Fernsehen und die komplexen Handlungen kann es nicht aufnehmen und verarbeiten und die Geräusche und Stimmenvielfalt der meisten Kassetten irritieren nur.

Fördern Sie die Kontakte Ihres Kindes zu Gleichaltrigen.

In der Vorschulzeit neigt Ihr Kind unter Umständen dazu, etwas scheu oder einzelgängerisch zu werden, da es im Umgang mit anderen Kindern überfordert und unsicher ist. Immer noch hat es Probleme, sich einzubringen und durchzusetzen.
Lassen Sie nicht nach, es zu unterstützen und ihm dadurch mehr Sicherheit zu geben. Wenn es dies braucht, begleiten Sie Ihr Kind lieber zu einem Kindergeburtstag, bevor es gar nicht dort hingeht.
Manche Kinder wie Daniel sind unsicher im fein- und graphomotorischen Arbeiten. Wegen ihrer Wahrnehmungsprobleme ist die Planung von Handlungsabläufen erschwert. So können sie zum Beispiel Bastelarbeiten nur mit strukturierter Anleitung und Hilfestellung eines Erwachsenen durchführen. Selbstständiges Handeln ist kaum möglich und das anderen Kindern eigene Experimentieren findet wenig statt.
Im graphomotorischen Arbeiten ist es so: Das Kind beherrscht eigentlich die einzelnen Formen, hat aber keine Vorstellung von einem Bild, das es malen könnte. Deshalb malt es so gut wie nie.

Spezielle Behandlungsmöglichkeiten in der Ergotherapie

In der Therapie werden die Basissinne gezielt stimuliert.

Die Überempfindlichkeit des taktilen und propriozeptiven Systems kann durch Massagen, Bürstungen und punktuelle Druckberührungen abgebaut werden. Hierzu gehören Spiele wie: das Kind mit Materialien belegen, in Matten einrollen, mit elastischen Binden einwickeln und Arbeiten mit Ton, Fingerfarben, Kleister und ähnlichen Materialien.

Im vestibulären Bereich helfen Schaukeln, Rollen und Bewegungen in allen Raumrichtungen, Fahren mit dem Rollbrett und Abstoppen, Trampolinspringen, Schaukeln aller Art und verschiedene Hüpfspiele.

Es werden Übungen zur Verbesserung der Bewegungs- und Handlungsplanung durchgeführt. Durch spielerische Übungen lernt das Kind, sich besser zu orientieren und zu konzentrieren. Durch gezielte Aufgabenstellungen wird zudem sein Problemlösungsverhalten verbessert.

Es sprengt den Rahmen dieses Buches, Therapieverläufe differenzierter darzustellen. Oft müssen Kinder mit Bewegungsauffälligkeiten und Wahrnehmungsstörungen ein bis zwei Jahre oder länger mindestens einmal wöchentlich behandelt werden, bis sie ihr Entwicklungsdefizit aufgeholt und den -stand anderer Kinder erreicht haben.

Ziel ist, das Kind während der Therapie so zu motivieren, dass es sich auch in seinem Alltag mehr und gezielter bewegt. Je früher ein Kind zur Therapie kommt, desto leichter gelingt dies und desto schneller kann die Therapie auch abgeschlossen werden.

Neben den direkten Übungszielen wie Tonusregulierung, Kraftdosierung und Verbesserung der sensorischen Integration gilt es, die Anstrengungsbereitschaft eines Kindes zu erhöhen, sein Interesse zu wecken und seine Flexibilität im Handeln und Denken zu erhöhen. Ein weiteres wichtiges Ziel der Therapie ist, das Selbstbewusstsein des Kindes zu stärken.

Wohnung und Garten

Gestalten Sie Ihre Wohnung kindgerecht.

Sobald sich Ihr Kind rollend, robbend oder krabbelnd fortbewegen kann, will es mit seiner natürlichen Neugier seine Umwelt entdecken und begreifen. Die unteren Regalbretter beinhalten viele interessante Dinge, die Ihr Kind kennen lernen möchte. Da Verbote die kindliche Neugier beschränken, sollten dort nur Gegenstände sein, die es ausräumen und untersuchen darf. Das Gleiche gilt für Schränke und Schubladen: Entweder dürfen sie ausgeräumt werden oder sie müssen mit einer entsprechenden Verriegelung versehen sein.

Spielecke

Für kleinere Kinder ist ein Kinderzimmer, in dem es allein spielen soll, uninteressant und wenig anregend. Sie sollten ihm die Möglichkeit geben, in Ihrer Nähe zu spielen. Räumen Sie ihm eine Spielecke in der Küche und im Wohnzimmer ein.
Für die Selbstständigkeit Ihres Kindes ist es wichtig, dass es frühzeitig selber essen darf. Dabei geht so manches daneben. Verzichten Sie auf den Teppich unter dem Tisch oder kaufen Sie für die erste Zeit einen billigen Teppich.

Das Kinderzimmer und gute Spielmaterialien

Kinder brauchen Platz!

Wenn Ihr Kind älter ist und nicht nur in Ihrer Nähe spielen möchte, sollten Sie ihm ein großes Zimmer geben. Richten Sie Ihr Schlafzimmer im kleinsten Zimmer der Wohnung ein. Kinder brauchen Raum, um sich großräumig bewegen und Erfahrungen machen zu können.
Wenn Sie den Boden des Kinderzimmers aussuchen können, so wählen Sie einen abwaschbaren Holz- oder Korkboden. Diese Böden sind nicht fußkalt und für Aktivitäten Ihres Kindes unempfindlich.
Beachten Sie bei der Einrichtung, dass der Raum nicht zu voll wird und Ihrem Kind möglichst viel Platz für Bewegungsspiele

bleibt. Sehr vielseitig sind Hochbetten, an denen Leitern, Rutschen und Kletterseile angebracht werden können. Auch eine Hängematte oder eine einfache Schaukel sollte in keinem Kinderzimmer fehlen.
Wählen Sie eine festgewebte Hängematte ohne Mittelnaht und ohne eingearbeitete Hölzer an den Enden. Ungünstig sind geknüpfte Hängematten, in denen sich Knöpfe und Finger leicht verhaken.

Interessante Spielmöglichkeiten

Hüttenbau – Jedes Kind liebt es, Hütten zu bauen. Stellen Sie Ihrem Kind ausreichend Tücher, Decken und Wäscheklammern zur Verfügung. Große Pappkartons aus dem Supermarkt sind auch immer wieder eine willkommene Abwechslung. Als Baumaterial eignen sich auch stoffüberzogene Schaumstoffteile aus einer Schaumstofffabrik sehr gut.

Mit einfachen Materialien lassen sich anregende Spielgeräte und Spielzeug selbst anfertigen.

Kriechtunnel/Knautschsack – Interessante Spielgeräte sind ein ca. zwei Meter langer Kriechtunnel aus Stoff und ein so genannter Knautschsack. Nähen Sie diesen mit einem Inlett, so bleiben auch Feinstäube im Sack. Wenn Ihr Kind nicht allergisch reagiert, füllen Sie den Sack lieber mit ungiftiger und billiger Getreidespreu aus einer Mühle als mit Styroporkügelchen.

Materialsäckchen – Vielseitig verwendbar sind kleine Stoffsäckchen, die mit verschiedenen Materialien gefüllt und zugenäht sind. Zum Füllen eignen sich unter anderem Linsen, Bohnen, Reis, Sand, Kirschkerne, Kiefernzapfen usw. Ihr Kind kann sie zum Be- und Entladen, Werfen, Zudecken, Tasten und vielem mehr gebrauchen.

Spielmaterial sammeln – Viel Spielmaterial, das die Fantasie anregt, können Sie zusammen mit Ihrem Kind in der Natur sammeln. Es ist in seiner Verwendungsmöglichkeit nicht festgelegt und in ausreichenden Mengen vorhanden: Steinchen, Muscheln, Kastanien, Eicheln, Hölzer, Blätter, Moos und vieles mehr. Manche Spielsachen können Sie auch zusammen herstellen, zum Beispiel Stoffpuppen oder -tiere, Holzautos oder Papierflieger. Hierbei sollte nicht das fertige Produkt das Wichtigste sein, sondern das gemeinsame Tun: das Sammeln, Einkaufen und Basteln. In der Regel hat Ihr Kind einen engeren Bezug zu diesen Spielsachen als zu gekauften, da es erlebt hat, wie sie entstehen.

Gutes Spielzeug und Kindermöbel

Wenn Sie Spielzeug kaufen, so achten Sie mehr auf Qualität als auf Quantität. Spielzeug sollte zur Bewegung und zu fantasievollem Spiel anregen und möglichst aus Naturmaterial hergestellt, stabil und vielseitig verwendbar sein. Schrilles, kitschiges Plastikspielzeug, das schnell kaputtgeht, ist ungeeignet. Viele dieser Plastikspielsachen sind in ihrer Form und Farbe übertrieben und so festgelegt, dass dem Kind kein Spielraum für eigene Fantasievorstellungen bleibt.

Spielzeug bleibt länger interessant, wenn es immer wieder eine Zeit lang weggeräumt wird.

Kindermöbel sollten sehr stabil sein. Inzwischen gibt es Tische und Stühle, die mitwachsen und mit denen sich schöne Höhlen bauen lassen. Ihr Kind sollte einen großen Tisch haben, an dem es uneingeschränkt »werkeln« darf und zu dem ein übermalter Strich, getropfter Klebstoff und Kerben genauso dazugehören wie bei einer Werkbank im Hobbyraum.

Für seine feinmotorischen Arbeiten sollte Ihr Kind immer ausreichend Papier von mindestens DIN-A4-Format, Wasserfarben mit verschiedenen Borsten- und Haarpinseln, Wachskreiden, dicke Holzmalstifte, Schere, Klebstoff, Ton und später auch funktionierendes Werkzeug und Holz zur Verfügung haben. Zum Malen regen auch eine große Wandtafel und bunte Kreiden an. Damit Ihr Kind seinen Körper jederzeit betrachten kann, sollte im Kinderzimmer oder im Bad ein körpergroßer Spiegel hängen. Unzerbrechlich und billiger ist selbstklebende Spiegelfolie, die denselben Zweck erfüllt.

Der Garten

Natur und Umwelt bieten die beste Sinnesschulung.

Wenn Sie einen Garten haben, so sollte auch dieser möglichst kindgerecht gestaltet sein, als Spiel- und Erlebnisgarten, nicht nur als Ziergarten! Eine Schaukel, ein Klettergerüst und ein Spielhaus sollten nicht fehlen. Wichtig ist auch ein tiefer, großer Sandkasten, um den ein breites Brett läuft, auf dem Ihr Kind »backen« kann.
Ihr Kind lernt viel über die Natur und den Verlauf von Jahreszeiten, wenn es bei der Gartenarbeit mit einer kleinen Hacke helfen darf und selber ein kleines Beet hat, in dem es »gärtnern« darf. Schön ist es, wenn Sie ein Haustier haben, das Sie zusammen versorgen.
Schenken Sie Ihrem Kind altersgerechtes Spielzeug für draußen: verschiedene Bälle, Reifen, ein Springseil, ein Dreirad, einen Roller, einen Hüpfball, Stelzen, Rollschuhe, ein Kricketspiel und später auch ein Fahrrad und einen Drachen.
Mit oder ohne Garten sollten Sie täglich mit Ihrem Kind für längere Zeit nach draußen gehen. Nur hier kann es ausreichend klettern, hüpfen und über größere Strecken immer wieder neue Bewegungserfahrungen machen.

Spielzeit

Ein Kindergartenkind braucht täglich mindestens sechs bis sieben Stunden Spielzeit, Zeit zum Bewegen und Begreifen und um seine Umwelt zu erfahren. Auch nach der Einschulung sollte das Kind nicht zu viele feste Termine haben.
Die Spiel- und Bewegungsräume unserer Kinder haben sich heute sehr reduziert. Durch den starken Verkehr können Kinder nicht mehr auf den Straßen spielen. Nur noch wenige Kinder spielen die alten Straßenspiele wie Hüpfekästchen, Murmelspiel, Seilhüpfen und Gummitwist. Die Landschaft ist durchstrukturiert und »aufgeräumt«. Baugebiete sind flächendeckend

geschlossen, Bäche begradigt und kanalisiert und Feldscheunen und Stadel sind größtenteils abgerissen.
Ein weiteres Problem ist die Überfluss- und Konsumgesellschaft, in der wir leben. In der Regel fahren wir selbst kleinste Strecken mit dem Auto. In vielen Häusern gibt es Aufzüge und in den Geschäften Rolltreppen. Somit macht das Kind viel zu wenig alltägliche Bewegungserfahrungen.
Das Freizeitverhalten der ganzen Familie ist teilweise stark organisiert, sodass den Kindern wenig Zeit für spontanes Spiel bleibt. So können sie keine Fantasie und Vielfalt entwickeln.

Bewegungsauffälligkeiten verstärken sich durch kinderfeindliche Lebensbedingungen.

Bewegen – Handeln – Lernen

Durch seine Bewegungsfähigkeit ist der Mensch in der Lage, sich Umwelteinflüssen anzupassen oder umgekehrt, sich die Umwelt passend zu machen. So kann er in unserer Welt leben, wohnen, sich kleiden, sich fortbewegen und arbeiten. Er kann malen, musizieren, sprechen, schreiben und so seine Gedanken, Gefühle und Bedürfnisse zum Ausdruck bringen und weitgehend befriedigen. Menschen, die sich durch Behinderung oder Krankheit nicht ausreichend bewegen können, sind in ihrer zwischenmenschlichen Kommunikation eingeschränkt.

Jede Kommunikation zwischen Menschen ist bewegungsabhängig.

Der Zusammenhang von Bewegung und Wahrnehmung

In der kindlichen Entwicklung gehören Bewegung und Wahrnehmung immer zusammen und beeinflussen sich gegenseitig: Ist die Bewegungsfähigkeit des Kindes eingeschränkt, so kann es nicht ausreichend Sinnesinformationen wahrnehmen und verarbeiten. Ist seine Wahrnehmungsfähigkeit der Sinne gestört, kann es keine differenzierte Bewegungsfähigkeit entwickeln.
Die differenzierte Bewegungs- und Wahrnehmungsfähigkeit wiederum ist eine Grundvoraussetzung zur Entwicklung der Intelligenz.

Das Kind kann nur durch eigene, in seiner Bewegung erfahrenen Wahrnehmungen zu Erkenntnissen kommen, die seine Intelligenz ausbilden!

Lernstörungen

Das Kind lernt durch Be-greifen im Sinne von Anfassen und Handeln mit dem ganzen Körper und über alle Sinnessysteme.

Viele Kinder mit Lernstörungen haben ursächlich eine Bewegungs- und Wahrnehmungsstörung. So ist es zu erklären, dass viele körperbehinderte Kinder zusätzlich eine Lern- oder geistige Behinderung haben, da sie durch die Bewegungsstörung in ihrer Wahrnehmungsfähigkeit stark eingeschränkt sind.
Die Wahrnehmungs- und Erkenntnisfähigkeit bilden sich spiralförmig in gegenseitiger Abhängigkeit heraus. So entwickelt das Kind durch Bewegen, Handeln und Erleben seine Intelligenz. Von daher ist es wichtig, Störungen frühzeitig zu erkennen und das Kind durch unterstützende Maßnahmen in Elternhaus, Kindergarten, Schule und Therapie zu fördern.

Einige Beispiele, die den Zusammenhang von Handeln und Denken verdeutlichen:

- Ein Kind, das durch eine Koordinations- und Gleichgewichtsstörung nicht balancieren kann, hat im feinmotorischen Bereich Schwierigkeiten, eine gerade Linie zu malen. Es lernt nicht, ausreichend mit den Augen linear-fließend zu schauen und somit ist flüssiges Lesen erschwert. In der Schule braucht es zum Schreiben und Lesen zu viel Aufmerksamkeit. Dadurch entgeht ihm oft der Inhalt des Lernstoffes.
- Ein hyperaktives, wahrnehmungsgestörtes Kind, das seine Bewegungen nicht genügend dosieren, sich nicht konzentrieren und nicht zuhören kann, bekommt viele Dinge im Kindergarten und in der Schule nicht mit. So kann es zu Hause nicht erzählen, was es den ganzen Vormittag erlebt hat.
- Ein Kind, das als Kleinkind wenig gekrabbelt ist und dadurch eine schlechte Kreuzkoordination entwickelte, hat unter Um-

ständen später Probleme, Überkreuzungen und Schrägen wiederzugeben. Beim Schreiben der Schreibschriftbuchstaben b, e, j, k und l braucht das Kind Schrägen und Überkreuzungen. Wenn es diese nicht kann, ist sein Schreibenlernen extrem erschwert. Es muss bei jedem Buchstaben überlegen, ist langsam und kann dem Unterricht nicht folgen. Die Lernstörung dieses Kindes hat ihre Ursache in der Bewegungsstörung, die schon im Krabbelalter sichtbar war und bei einer vorausschauenden Diagnostik hätte erkannt werden müssen.

Die Entwicklung der Handgeschicklichkeit

Die feinmotorische Entwicklung ist individuell verschieden.

Damit Kinder ihre Handlungsfähigkeit differenziert ausbilden können, ist die normale Entwicklung der Handgeschicklichkeit wichtig.

Die feinen Bewegungen der Hände gehören zu den kompliziertesten, zu denen der Mensch fähig ist. Zusammen mit dem hoch entwickelten Tastsinn bildet die Bewegungsfähigkeit der Hände und Finger die motorische Grundlage allen Handelns. Das Handeln wiederum ist eine wesentliche Voraussetzung zur Entwicklung der Intelligenz.

Die Entwicklung der Handgeschicklichkeit beziehungsweise der Feinmotorik verläuft parallel zur Gesamtentwicklung des Kindes. Sie ist individuellen Abweichungen unterworfen. Die Handgeschicklichkeit des einzelnen Kindes kann qualitativ sehr unterschiedlich sein. Wenn sie gestört ist, zeigt sich dies vorwiegend in qualitativen Abweichungen von der normalen handmotorischen Entwicklung. Ein Kind mit niedrigem Tonus ist auch in Händen und Fingern schlaff und kraftlos. Ein hyperaktives verkrampft sich und seine Schulter-, Ellbogen-, Hand- und Fingergelenke sind steif.

Manches Kind zittert oder zuckt beim Malen und kann nicht genau zielen. Ein anderes ist in seinen feinen Bewegungen verlangsamt und schwach oder überschießend und zu derb. Wenn ein Kind eine verzögerte Dominanzentwicklung, eine schlechte Auge-Hand-Koordination oder Hand-Hand-Koordination hat, führt dies zwangsläufig dazu, dass es feinmotorisch ungeschickt ist.

Manch ein Kind mit feinmotorischen Störungen kann nicht geschickt mit Werkzeugen wie Messer und Gabel, Schere, Pinsel und Malstift umgehen. Dies aber sind wichtige Voraussetzungen, damit es in der Schule die Schrift erlernen kann.

Kinder mit leichten Bewegungsauffälligkeiten und Wahrnehmungsstörungen fallen manchmal erst in der Grundschule auf, da sie große Probleme beim Schreibenlernen haben. Sie können die Buchstaben und Wörter nicht richtig erfassen oder lesbar wiedergeben. Außerdem können sie sich die Schreib- und Leserichtung nicht merken und nicht auf der Linie schreiben. Sie haben keine richtige Stifthaltung und ihre feinmotorische Koordination ist in den unterschiedlichsten Teilbereichen gestört.

Um diesen Kindern zu helfen, muss die Qualität ihrer gesamten Bewegungs- und Wahrnehmungsfähigkeit untersucht werden. Unterstützende Maßnahmen zu Hause, im Kindergarten, in der Schule und durch eine Therapie können nur dann wirksam werden und gezielt ansetzen, wenn die ursächliche Störung erkannt wird. Die Kinder müssen die Möglichkeit bekommen, ihr Defizit im Fundament ihrer Bewegungs- und Wahrnehmungsfähigkeit aufzuholen. Nur dann können sie eine bessere Handgeschicklichkeit entwickeln.

Durch die geeignete Theapie lassen sich Defizite aufholen.

Daraus ergibt sich, dass feinmotorische Störungen immer im Zusammenhang mit der Gesamtentwicklung des Kindes zu sehen sind. Erst wenn Kinder mit ihrem Körper eine gute Koordination erreicht haben und alle Sinnessysteme gut integriert sind, kann sich ihre Handgeschicklichkeit differenziert entwickeln. Somit ist es wenig sinnvoll, Einzelsymptome wie mangelnde Handkraft, schlechte Stifthaltung oder unleserliche Schrift zu behandeln.

Anhang

Gleichgew. => Motorik u. Sensorik

Erklärung der Fremdwörter

Akustisches System (gr.) Hörsinn
Auditives System (lat.) Hörsinn
Basissinne Tast-, Gleichgewichts- und Bewegungssinn
Dissoziation Exakte Einzelbewegung eines Körperteils
Dominanz Bevorzugung eines Körperteils auf einer Körperseite
Dysgrammatismus Stellung der Buchstaben im Wort und der Wörter im Satz wird falsch gebildet
Embryo Ungeborenes Kind bis zum 3. Monat
Epikritisches System Beurteilender Teil des Tastsinns
Feinmotorik Kleinräumige, vor allem die Hände und Finger betreffende Bewegungsabläufe
Fernsinne Sehsinn, Hörsinn, Geruchssinn
Fötus Ungeborenes Kind vom 3. Monat an
Graphomotorik Schreibbewegung
Grobmotorik Großräumige Bewegungsabläufe des Körpers
Großhirnhälften Die beiden großen Teile des Gehirns, in denen die Sinnesverarbeitung stattfindet
Gustatorisches System Geschmackssinn
Hyperaktiv Überaktiv, vor allem im Bereich der Bewegung
Hypertonie Erhöhte Muskelspannung
Hypotonie Niedrige Muskelspannung
Integration Einordnen in das Gesamtkonzept
Kinästhetisches System Bewegungssinn oder Tiefensensibilität
Körperbegriff Wissen um einzelne Körperteile
Körperbild Inneres Bild des eigenen Körpers
Körperschema Körperwahrnehmung, Funktionsbild des eigenen Körpers
Konzentration Fähigkeit zur Sammlung
Koordination Zusammenspiel von Muskelgruppen und Körperteilen
Lateralität Bevorzugte Verarbeitung sinnlicher Eindrücke in einer der beiden Großhirnhälften

Massenbewegungen Ganzkörperliche Bewegungsmuster des Neugeborenen

Motorik Bewegungsabläufe, unterteilt in Fein- und Grobmotorik

Nahsinne Tastsinn, Gleichgewichtssinn, Bewegungssinn und Geschmackssinn

Neurophysiologie Lehre des Nervensystems

Olfaktorisches System Geruchssinn

Optisches System (gr.) Sehsinn

Perzeption (lat.) Wahrnehmung

Propriozeptives System (lat.) Eigenwahrnehmung, Tiefensensibilität

Protopathisches System Schützender Teil des Tastsinns

Psychomotorische Übungsbehandlung Ganzheitlicher Therapieansatz zur Beübung aller Körperbewegungen und aller Sinnessysteme

Sensorische Integration Sinnvolle Ordnung und Aufgliederung von Sinnesreizen im Gehirn, um diese zu nutzen, Wahrnehmung

Stammeln Fehlbildung von Lauten

Stottern Wiederholen und Hängenbleiben an Lauten und Silben

Taktiles System Tastsinn

Tonus Muskelspannung, unterteilt in hyperton und hypoton

Vestibuläres System Gleichgewichtssystem

Visuelles System (lat.) Sehsinn

Wahrnehmung Aufnahme und Verarbeitung von Reizen über verschiedene Sinnessysteme

Hilfreiche Adressen

Deutschland

Aktionskreis Psychomotorik
Kleiner Schratweg 32, 32657 Lemgo

Bundesarbeitsgemeinschaft zur Förderung der Kinder und Jugendlichen mit Teilleistungsstörungen e. V.
Wendelinstr. 64, 50933 Köln

Bundesverband der Elterninitiativen zur Förderung hyperaktiver Kinder e. V.
Postfach 60, 31291 Forchheim

DVE
Deutscher Verband der Ergotherapeuten e.V.
Postfach 2208, 76303 Karlsbad

Erste deutsche Beratungs- und Informationsstelle für Linkshänder und umgeschulte Linkshänder
Sendlinger Str. 17, 80331 München

Österreich

Adapt
Arbeitsgruppe zur Förderung von Personen mit AD/HS und Teilleistungsschwächen
Landstr. Hauptstr. 84, 1030 Wien

VDEÖ
Verband diplomierter ErgotherapeutInnen Österreichs
Schlagergasse 6, 1090 Wien

Schweiz

ASTP
Verband Schweizerischer Psychomotorik-Therapeutinnen
Postfach 534, 1870 Monthey 1

EVS
ErgotherapeutInnen-Verband Schweiz
Postgasse 17, 3000 Bern

Weiterführende Literatur

Andersen, Elke, *Was Kinderzeichnungen uns sagen können,* Urania Verlag 1998

Ayres, Anna Jean, *Bausteine der kindlichen Entwicklung*, Springer Verlag 2002

Dietenmaier, Michaela / Steindlmüller-Werz, Erna, *So lernt mein Kind richtig sprechen*, Urania Verlag 2002

Döpfner, Manfred / Frölich, Jan / Lehmkuhl, Gerd, *Ratgeber hyperkinetische Störungen. Information für Betroffene, Eltern, Lehrer und Erzieher*. Hogrefe Verlag 2000

Lieberitz, Charmaine, *Das Schatzbuch ganzheitlichen Lernens*, Don Bosco Verlag 2003

Neuhaus, Cordula, *Das hyperaktive Kind und seine Probleme*, Urania Verlag 2002

Pauli, Sabine / Kisch, Andrea, *Geschickte Hände zeichnen 1, Geschickte Hände zeichnen 2. Zeichenprogramme für Kinder von 5–7 Jahren*, Verlag modernes Lernen Dortmund 2003

Pauli, Sabine / Kisch, Andrea, *Geschickte Hände, wacher Verstand. Feinmotorik spielerisch entwickeln,* Urania Verlag 2001

Pauli, Sabine / Kisch, Andrea, *Geschickte Hände. Feinmotorische Übungen für Kinder in spielerischer Form*, Verlag modernes Lernen Dortmund 2003

Pauli, Sabine / Kisch, Andrea, *Geschickte Kinder. Fotokarten-Übungsprogramm zum Thema Körperschema*, Verlag modernes Lernen Dortmund 1997

Pighin, Gerda, *Die besten Förderspiele von 0 bis 6 Jahren*, Urania Verlag 2005

Sattler, Johanna Barbara, *Das linkshändige Kind in der Grundschule*, Auer Verlag 2004

Sattler, Johanna Barbara, *Übungsheft für Linkshänder*, Auer Verlag 1997

Stoppard, Miriam, *So fördere ich mein Kind,* Urania Verlag 2003

Zähme, Volker, *Dumonts Handbuch Was Kinder wissen müssen*, Nebel Verlag 2004